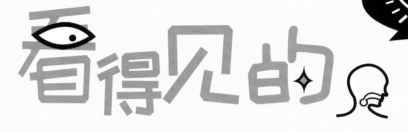

看得见的室内空气污染危害

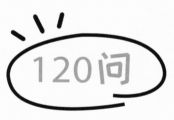

呼吸道传染病的
传播与个人防护

120问

侯立安　编著

中国建材工业出版社

图书在版编目（CIP）数据

看得见的室内空气污染危害：呼吸道传染病的传播与个人防护120问 / 侯立安编著. -- 北京：中国建材工业出版社，2021.4

ISBN 978-7-5160-2668-7

Ⅰ.①看… Ⅱ.①侯… Ⅲ.①呼吸系统疾病－传染病防治－问题解答 Ⅳ.①R183.3-44

中国版本图书馆CIP数据核字（2021）第027037号

看得见的室内空气污染危害
——呼吸道传染病的传播与个人防护120问
Kandejian de Shinei Kongqi Wuran Weihai
——Huxidao Chuanranbing de Chuanbo yu Geren Fanghu 120 Wen
侯立安　编著

出版发行：中国建材工业出版社
地　　址：北京市海淀区三里河路1号
邮　　编：100044
经　　销：全国各地新华书店
印　　刷：北京天恒嘉业印刷有限公司
开　　本：880mm×1230mm　1/32
印　　张：5.75
字　　数：120千字
版　　次：2021年4月第1版
印　　次：2021年4月第1次
定　　价：48.00元

微生物与人类长期共存，部分高致病力病原微生物引发的传染病流行多次，对人类的健康造成巨大威胁。随着科学技术的进步与医学科学的不断发展，在与病原微生物永不停歇的斗争中，人类已彻底消灭了天花，也让脊髓灰质炎、麻风病等遭受重创。当前人类正在逐步掌握传染病流行的一般规律，对病原微生物及其宿主、传播途径、免疫学机制等均有所认知。但传染病并没有退出历史舞台，反而在特定时期对人类的生存和发展构成严重威胁。正如世界卫生组织总干事在《1996年世界卫生报告》中的警示："我们正处于一场传染性疾病全球危机的边缘，没有哪一个国家可以幸免，也没有哪一个国家可以高枕无忧。"

当今，突发呼吸道传染病不断出现，且流行形势日益严峻，甲型H1N1流感、H7N9禽流感、非典型肺炎、中东呼吸综合征等诸多传染病在严重威胁人类生命安全的同时，也对社会稳定和经济发展带来严重影响。特别是新型冠状病毒肺炎（COVID-19）疫情自暴发以来，已迅速在全球范围内肆虐，累计确诊病例已过千万，对突发急性传染病的全球防控造成严重挑战。

突发呼吸道传染病的传播必须具备传染源、传播途径、易感人群这3个要素构成的传染链，因而消灭传染源、切断传播途径、保护易感人群就成为呼吸道传染病防控的必要手段。但是病原微生物所具有的突发性、变异性、感染方式多样性，以及疫情初期的被认知不足等特征，决定了特效药物和有效疫苗等传统医学手段对传染病防护的滞后性。呼吸道传染病可经呼吸道飞沫传播，并且在相对封闭的环境中长时

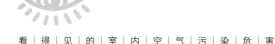

间暴露于高浓度气溶胶的条件下存在经气溶胶传播的可能。人在室内的滞留时间大多占全天时间的 70% 以上，近年来也有报道在 80% 以上。因此，保障室内空气质量、加强个人防护、阻断病原微生物传播，是呼吸道传染病防控的主要手段。

为消除公众对病原微生物在室内传播的相关疑惑，有效加强室内空气质量安全与健康教育，中国工程院侯立安院士组织我国人居环境与密闭空间环境领域的众多专家共同编写本书。本书与《看不见的室内空气污染》互为姊妹篇，本书通过"一问一答"的形式，以权威、科学、客观的视角，为公众解答有关新型冠状病毒肺炎及其他典型呼吸道传染病在室内的传播特征、室内空气消毒净化途径、个人健康防护等方面的疑问，对澄清坊间的谬误和谣传具有积极作用。

本书的出版有助于提高公众对室内空气质量的重视程度，以及对呼吸道传染病室内空气传播和个人防护的认知水平，增强公众环境健康素养和个人防护能力，进而提升社会应对突发呼吸道传染病的整体能力和防控水平。

中国工程院院士　郝吉明

2020 年 10 月

前言

在全球范围内蔓延的新型冠状病毒肺炎对人民的生命健康造成了巨大威胁。此次新冠肺炎疫情也引发了大众关于呼吸道传染性疾病在室内的传播和个人防护方面的各种疑问，如"疫情期间能开窗通风吗""家里怎样消毒""室内需要戴口罩吗""病毒的传播途径有哪些"等。为了增进大众及有关行业人员对新冠肺炎及其他呼吸道疾病在室内传播特征的理解和认识，科学开展防疫，做好个人防护，降低被传染风险，我们组织多位空气质量专家和环境卫生专家共同编撰了《看得见的室内空气污染危害——呼吸道传染病的传播与个人防护 120 问》一书。

本书共 5 篇。第一篇为"病原微生物传播篇"，主要介绍了呼吸道传染病的定义、特点和传播途径。第二篇为"综合防控篇"，从源头防控、自然通风、空调及新风系统、空气净化器、其他消毒技术 5 个方面告诉大众在呼吸道传染病疫情期间如何做好预防，以及如何保障室内空气质量。第三篇为"公共及特殊场所防控篇"，着重讨论了疫情期间公共交通工具及公共卫生间等公共场所如何控制病原微生物传播、做好个人防护。第四篇和第五篇分别介绍了为保障室内空气的安全，公共及居住建筑通风空调系统的设计及运行管理要求。希望本书能够为大众解决疫情期间室内环境空气质量保障与个人防护方面的疑惑提供帮助。

参与本书编写的有侯立安、姜云超、李安桂、王博、陈冠益、徐国纲、张林。由于编写时间仓促，且随着大众对呼吸道传染病认知的加深，本书内容可能有不妥或疏漏之处，欢迎指正。

　　感谢中国工程院院士郝吉明教授为本书作序，并给予高度评价；感谢戴自祝研究员对本书的编写与修改提出宝贵意见；感谢参与本书编写工作的姚之侃研究员、高然教授、王晶助理研究员及赵旌晶、窦竞、王文君、韩欧、郭晋楠、张婉卿等博士；感谢吉林省兰舍硅藻泥新材料有限公司对本书编写提供的大力支持。

　　本书得到科技部、中国工程院等相关研究项目支持，在此表示衷心的感谢。

中国工程院院士　　　　　　　

2020 年 10 月

目录

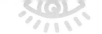

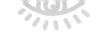

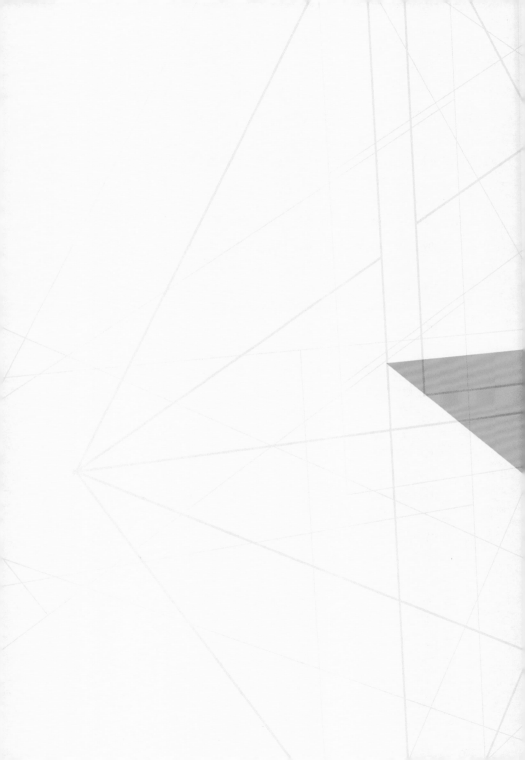

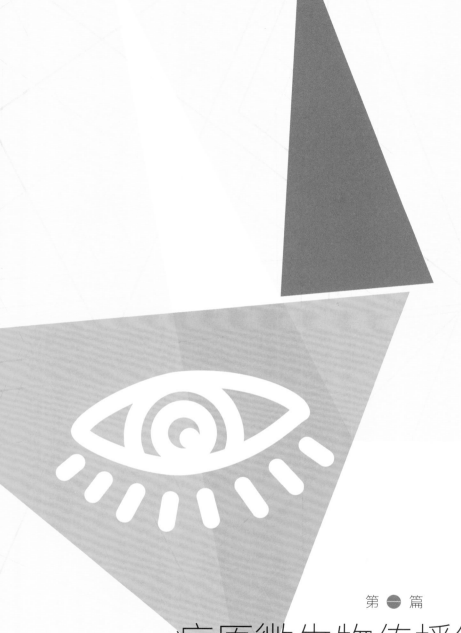

第 一 篇

病原微生物传播篇

看｜得｜见｜的｜室｜内｜空｜气｜污｜染｜危｜害
——呼吸道传染病的传播与个人防护 120 问

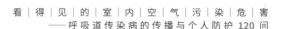

001

什么是呼吸道传染病？
这类疾病有什么特点？

答： 呼吸道传染病是指由病原微生物（病毒、细菌、支原体、衣原体等）引起的传染性疾病。病原体主要通过鼻腔、咽喉、气管和支气管等呼吸道感染并侵入机体。其中，上呼吸道感染主要由病毒引起，而下呼吸道感染主要由细菌与病毒联合导致。

呼吸道传染病的特点表现在病原体、传染源、传播途径、易感因素及流行特征等方面。传染源包括传染病病人、病原体携带者和受感染的动物，而传播途径则有飞沫传播、气溶胶传播、接触传播等。一般而言，老年群体及婴幼儿群体更易感染呼吸道传染病。

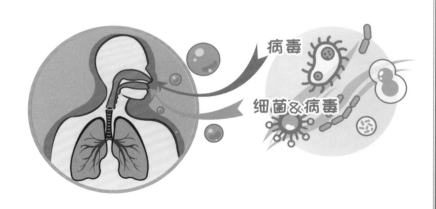

002

传染病流行的 3 个要素指的是什么，对传染病疫情防控有什么意义？

答： 传染病在人群中发生、传播和终止的过程称为传染病的流行过程。传染病的流行必须具备传染源、传播途径和易感人群 3 个基本要素。传染源是指体内有病原微生物生长、繁殖，并能排出病原微生物的人（包括传染病病人、无症状病原携带者、被感染的人）和被感染的动物。传播途径是指病原微生物由传染源排出，通过一定的传播方式，传染给新的易感者的过程。呼吸道传染病的主要传播途径是空气传播，病原微生物可以飞沫、生物气溶胶（主要为失去水分的病原微生物）和附着于尘埃的方式存在于空气中从而进行传播。易感人群是指对某种传染病缺乏特异性免疫力而容易受感染的人群。控制传染病流行需要通过控制传染源、切断传播途径和保护易感人群来实现。

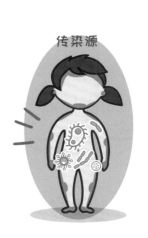

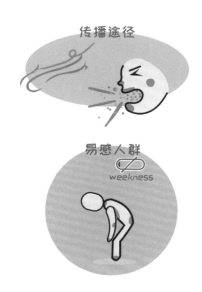

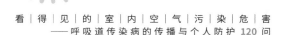

003

常见的呼吸道传染病及其临床表现有哪些？

答： 常见的呼吸道传染病有流行性感冒、麻疹、水痘、风疹、流行性脑脊髓膜炎、流行性腮腺炎、肺结核等。不同的呼吸道传染病有不同的临床表现，例如：

流行性感冒：一般表现为急性起病，前驱期有乏力症状，很快出现高热（可达 39 ～ 40℃）、畏寒、寒战、全身肌肉关节酸痛等全身中毒症状，伴或不伴咽喉痛、流涕、干咳等局部症状。

麻疹：麻疹初期症状与感冒类似，会出现发热、鼻塞、咳嗽、咽部黏膜充血，同时会伴有流泪、畏光、眼部分泌物增多等症状，最典型的是会出现口腔黏膜斑。随着病程的延长，患者的耳后、面部、躯干及四肢开始出现大小不等玫瑰色的斑丘疹，压之可褪色。

水痘：大部分患者有发热、咽痛、全身倦怠等前驱症状，一般儿童前驱症状轻于成人。2 ～ 3 天后出现皮疹，起始为红色斑疹、丘疹，继而转变为丘疱疹、小水疱，疱疹周围红晕，部分结痂，数目为十几个至数百个，主要分布在躯干及头面部，并伴有不同程度瘙痒。

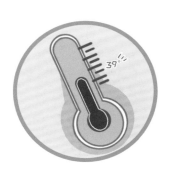

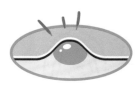

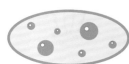

风疹：根据传播途径，风疹分为获得性风疹和先天性风疹综合征，前者最为常见，也就是我们一般所说的风疹，临床表现为咳嗽、咽痛、发热等上呼吸道感染症状，发热 1 ~ 2 天后开始出现皮疹，可伴耳后及枕部淋巴结肿大。轻症患者可无出疹，或为阴性感染，而重症患者则可出现脑炎、血小板减少等并发症。

流行性脑脊髓膜炎：简称"流脑"，常急性发病，主要症状是突发高热、剧烈头疼、频繁呕吐、脑膜刺激症、皮肤瘀点、瘀斑，严重者可出现休克、脑实质损害而危及生命。

流行性腮腺炎：起病大多较急，无前驱症状。有发热、畏寒、头痛、肌痛、咽痛、食欲不佳、恶心、呕吐、全身不适等症状，体温可达 39℃以上。腮腺肿痛是最明显的特征。

肺结核：有较密切的结核病接触史，起病可急可缓，多为低热（午后为著）、盗汗、乏力、纳差、消瘦、女性月经失调等；呼吸道症状有咳嗽、咳痰、咯血、胸痛、不同程度胸闷或呼吸困难。

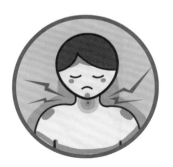 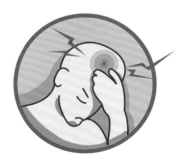

004

如何控制新发呼吸道传染病传染源？

答： 新发呼吸道传染病传染源包括传染病病人、无症状病原携带者、被感染的人及被感染的动物。对急性传染病病人要做到"五早"，即早发现、早诊断、早报告、早隔离、早治疗；对病原携带者、被感染的人，以及密切接触者应视具体情况及时进行医学观察、检疫或隔离，亦可进行预防接种与药物预防；对动物性传染源，原则上采取消灭的办法。

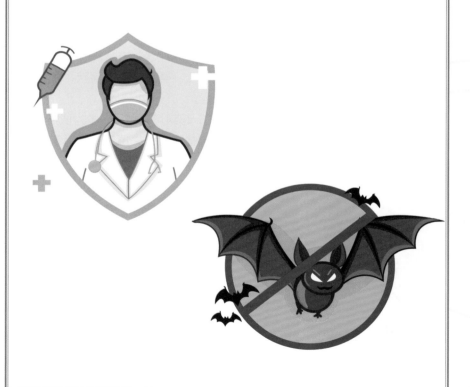

005

切断呼吸道传染病传播途径的方法有哪些？

　　答：呼吸道传染病最主要的传播途径是经空气传播，另外还有可能经接触、粪口及母婴等方式进行传播。能有效阻断上述传播途径的方法包括对室内加强通风、换气、空气净化、环境卫生清洁、科学实施消毒、倡导良好的个人卫生习惯（打喷嚏或咳嗽时遮挡口鼻、不随地吐痰、做好手卫生等）、正确使用防护设备（包括佩戴口罩、穿防护服等）等。这些措施都能够切断新发呼吸道传染病的传播途径。

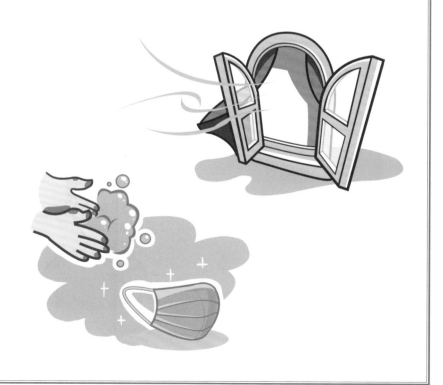

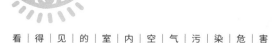

006

有哪些呼吸道传染病易通过室内空气传播？其病原体在室内空气中的存活时间和存活条件是什么？

答：麻疹和水痘属于优先经空气传播的疾病。呼吸道传染病病人的飞沫可能含有病原微生物。一般这些病原微生物在外界生存时间很短。在封闭、停滞的空气环境中，粒径为 4μm 的飞沫核（对应出口时为 12 ～ 21μm 的飞沫颗粒）能够在空气中停留 8~14min。飞沫传播和空气传播的临界距离为 2.5m。研究表明，新型冠状病毒在温度 21 ～ 23℃、相对湿度 40% 的条件下，在空气气溶胶中存活时间为 3h。新型冠状病毒在光滑的物体表面比在空气中的存活时间更长，在温度为 20℃、湿度为 40% ～ 50% 的环境中，可以存活数天。

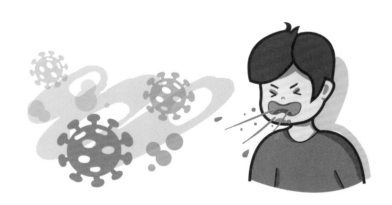

007

新型冠状病毒肺炎与普通感冒的区别有哪些？

答： 新型冠状病毒肺炎最主要的表现是发热，可合并干咳、乏力、呼吸不畅等症状，流涕、咳痰等其他症状少见。另外，感染新型冠状病毒后约 50% 的患者在 3 ～ 5 天内出现胸闷、呼吸困难症状，严重者快速进展为急性呼吸窘迫综合征（ARDS）、脓毒症休克，并伴随难以纠正的代谢性酸中毒和凝血功能障碍。普通感冒由病毒、细菌、支原体、衣原体等多种病原微生物引起，可出现打喷嚏、鼻塞、流涕，症状较轻，一般没有发热及全身症状，或仅有低热、头痛。

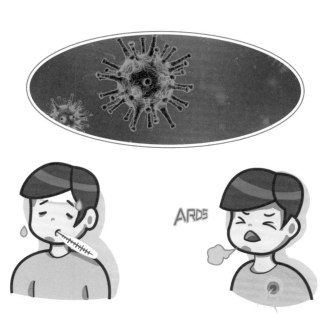

008

哪些情况会导致室内病原微生物的浓度过高？

答： 病原微生物在室内的分布受到很多室内环境因素的影响，如卫生情况、光照条件、温度条件、湿度条件、通风条件、人类活动等。在以下地方，病原微生物会以高浓度聚集：

（1）室内卫生状况较差的地方。研究发现，不及时清洁的空调系统最容易滋生和聚集病原微生物；因每次冲洗蹲便器可产生大约 145000 个气溶胶颗粒，这些微生物很容易扩散到空气中，所以室内卫生间的微生物体积浓度远大于其他位置。

（2）室内光照情况较差的地方，病原微生物会发生高浓度的聚集。研究发现，光照越强，对病原微生物致死性越高。夏天正午由于光辐射很强，空气中病原微生物的浓度很低。

（3）室内温度适宜的地方。研究发现，部分真菌类微生物更容易在温度适宜的空调室内聚集，而部分细菌类微生物则更容易在封闭、

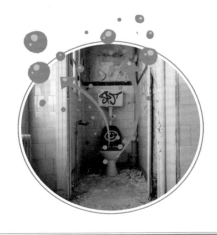

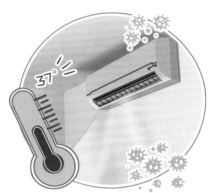

闷热的室内聚集，因为大部分细菌最适生长温度为 37℃ 左右。

（4）室内空气湿度较高的地方。水汽分子是微生物的重要来源和载体之一，有研究证明，在适宜范围内，室内空气湿度与真菌类微生物的体积浓度呈正相关性。

（5）室内通风条件较差的地方。窗户等换气系统可以增加室内外的空气交换，通风条件较差的地方空气交换量较少，室内微生物不容易被空气交换带出，进而容易在室内聚集。

（6）室内人员密集、活动频率高的地方。人员及其活动会造成室内微生物污染。研究发现，室内人员的呼出气体在 1h 内会释放 3.1mg 微生物颗粒到周围环境中，而人员走动会导致沉降在地面上的微生物再次悬浮扩散。

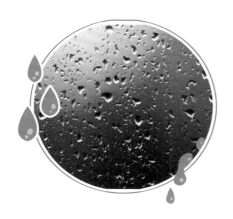

3.1mg/h

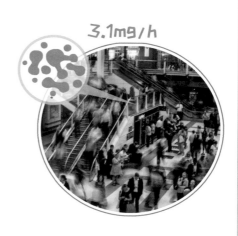

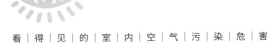
009

患有呼吸道传染病的病人打喷嚏
或咳嗽时会传染他人吗？

答：患有呼吸道传染病的病人在打喷嚏时，体内的病原微生物可能会随飞沫喷出体外。科学测试发现，人咳嗽或打喷嚏时喷出的肉眼可见的飞沫可飞出 1.2m 左右；但真正可怕的是不可见的小飞沫，它们的传播距离达到了 2.4m，如果有风的帮助，它们可能飞得更远。不过，病原微生物离开人体能存活的时间通常仅为几分钟，因此及时通风、公共场所与他人保持一定距离，可以有效地防止病原微生物传播。然而在流感季节或新冠肺炎流行的当下，病原微生物经飞沫传播传染他人的可能性是很大的。为了自身与他人的健康，建议所有人出门时佩戴口罩，室内及时通风，减少聚集。

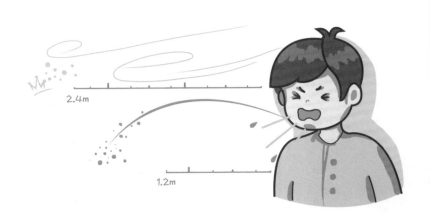

010

飞沫核可以进入人体的下呼吸道吗？

　　答: 研究表明: 直径小于 100μm 的飞沫在室内环境中会快速蒸发，并在 6s 内干燥成飞沫核。由于咳嗽导致的飞沫核大多数小于 5μm，其中小于 3μm 的飞沫核惯性比较小，大部分能进入人的下呼吸道直至肺部底层。

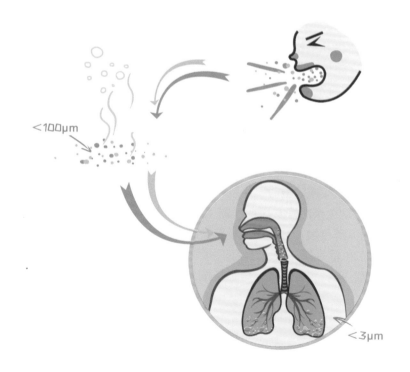

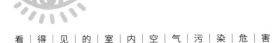

011

什么是人群易感性？易感人群是否更易感染新冠肺炎？

答：人群易感性是指人群作为一个整体对传染病的易感程度，可评价某种病原微生物在人群中的感染和传播程度。老人、小孩及体弱者都是呼吸道传染病的易感人群。通常来说，老人、小孩及患有哮喘等呼吸道疾病的人对空气污染的反应更加敏感。相关研究表明，在相同大气污染程度下，这类敏感人群身体更易发生不良反应，如肺功能下降和呼吸道阻力增加，这也会导致此类人群更易感染呼吸道传染病。

分析此次新冠肺炎患者年龄发现，各个年龄段均有分布，人群普遍缺乏免疫力。老年人和患有基础疾病的人感染病毒的风险可能增加。孕产妇和新生儿抵抗力较差，更易出现并发症，甚至进展为重症，在居家时更应注意防控。主要防控措施如下：

（1）保持室内空气流通、温度适宜，防止因过冷或过热而感冒。

（2）孕产妇及新生儿的毛巾、餐具、寝具等生活用品单独使用，避免与其他人的混用，防止交叉感染。

（3）随时注意卫生。饭前便后，用流动水和皂液洗手，在不方便时用含酒精的免洗洗手液消毒。不确定手是否清洁时，避免用手触碰口、鼻、眼；打喷嚏或咳嗽时，用纸巾遮掩口鼻。

（4）避免亲朋好友探视，避免与呼吸道感染者或两周内去过疫情高发地的人群接触。

（5）生活规律，保证充足的睡眠；营养均衡、清淡饮食、多饮水；适当运动，保持良好心态，增强抵抗力。

012

什么样的感染者可称为超级传播者？

答： 超级传播者是非典时期提出的一个医学概念，指传染 10 人以上的患者。超级传播者在所有传染病中都有可能存在。超级传播者虽然数量不多，却是疫情的主要传播媒介，他们所呼出的病原微生物特别多，更容易感染他人，从而引起疾病的暴发。

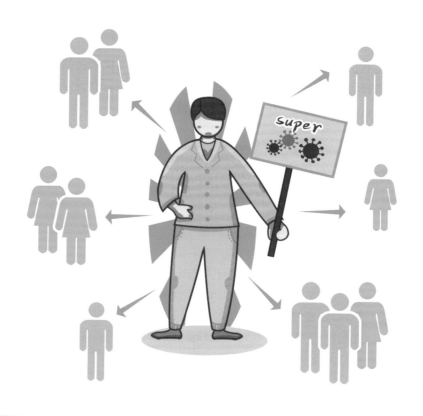

013

呼吸道传染病在室内的传播途径是什么？

答：呼吸道传染病是指病原微生物从人体的鼻腔、咽喉、气管和支气管等部位侵入后引起的有传染性的疾病。其在室内的传播途径主要有以下几种：

（1）飞沫传播：飞沫传播是主要的传播途径，病原微生物可借助飞沫被人体吸入后进入呼吸道。

（2）接触传播：接触传播又分为直接接触传播、间接接触传播和密切接触传播。

①直接接触传播：一旦某个家庭成员患病，与之直接接触的其他家庭成员可能在日常生活中直接接触感染者口鼻分泌物，从而增加患病概率。因此呼吸道传染病患者需做好自身卫生管理，同时易感人群需勤洗手、注意个人卫生。

②间接接触传播：病毒感染者在打喷嚏、咳嗽或接触桌子、门把手和扶手等物体表面时，可能会将受感染飞沫留在物体表面上，其他人可能因触摸这些物体或表面，并在清洁手之前触摸自己的眼睛、鼻子或嘴巴而感染。

③密切接触传播：与感染者距离过近（少于 1m）时，如果传染性飞沫进入口、鼻或眼睛，也可能感染呼吸道传染病。

（3）气溶胶传播：气溶胶指固态或液态颗粒悬浮在气体介质中，共同形成的气态多相体系混合物，如烟、粉尘、雾、云等都属于气溶胶。病毒粒子可以附着在气溶胶颗粒上，被吸入呼吸道或肺部。直径小于 $10\mu m$ 的颗粒物（PM_{10}）可通过口腔和鼻腔进入呼吸道，直径小于 $2.5\mu m$ 的颗粒物（$PM_{2.5}$）可被吸入肺泡。因而，理论上在相对封闭且气溶胶浓度较高的环境且停留时间较长的情况下，存在病原微生物经气溶胶传播的可能。医生对呼吸道传染病感染者进行医疗操作时，如果操作者没有穿戴适当的个人防护装备，就可能吸入附着有病原微生物的气溶胶，造成感染；此外，人们在餐厅、商场、电影院、办公室等封闭场所特别是当人员拥挤、通风不畅且与感染者长时间相处时，也不排除被随气溶胶传播的病原微生物感染的可能性。

（4）粪口传播：粪口传播指致病微生物（病毒、细菌或寄生虫）通过人或动物的粪便排出体外，再通过被污染了的水源、食品、用具等传播到人的过程，是某些严重传染病传播的主要方式之一。钟南山院士团队和李兰娟院士团队均发现新冠肺炎感染者粪便样本中含有冠状病毒，表明新冠病毒有可能通过粪口途径传播，但目前病毒含量和致病量都尚未确证。

在这几种传播途径中，呼吸道飞沫传播和接触传播是主要的传播方式。下图为建筑内新冠病毒的传播机制。

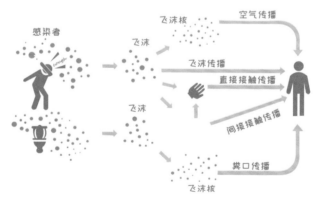

建筑内新冠病毒的传播机制

014

在商场、影院等人群聚集场所感染呼吸道传染病的概率更高，为什么？

    答：空气中的各种病原微生物，在室内环境中活性较强。呼吸道传染病患者打喷嚏或咳嗽过程中所排出的病原微生物能在空气中悬浮十几个小时甚至更长时间。人员的流动是呼吸道疾病的主要影响因素之一，在人员密集的公共场合难免产生各种肢体接触，若不小心接触到已感染患者的分泌物或者空气中飘浮的病原微生物，很容易被感染。另外，有研究表明，在通风不畅的情况下，即使室内已采用常规方法消毒，但细菌数量仍会逐渐增加。在商场、影院这类空间较为密闭且人群拥挤的环境中，空气的流通性差，病原微生物不易排出和稀释，很容易出现大规模感染事件。

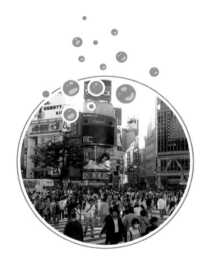
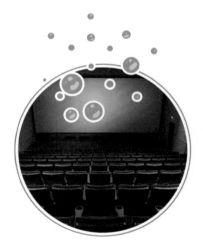

015

季节和气候变化会影响呼吸道传染病在室内空气中的传播吗？

答： 季节和气候变化会影响呼吸道传染病在室内空气中的传播，尤其在春冬季节和潮湿低温地区，室内空气流动性差会增加呼吸道传染病传播风险，加上气候转变，人体无法快速适应也会使传染疾病发病率增高。已有报道称，气温和气湿会影响流行性腮腺炎、百日咳、非典型肺炎（SARS）、高致病性禽流感等呼吸道传染病的传播。多个研究表明，气温降低易引起麻疹、猩红热、百日咳、流行性脑脊髓膜炎、肺结核等疾病的发生，这也是呼吸道传染病易发于冬春季的原因之一。

夏天日照时间长，紫外线对空气中病原微生物的杀伤能力也会增强。这是因为紫外线能够破坏病原微生物的细胞组织，致其死亡，因此夏季室内病原微生物浓度会低一些。

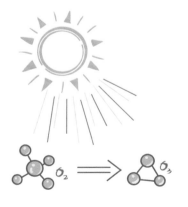

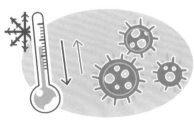

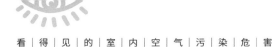

016

夏季蚊虫叮咬是否会传播新冠病毒？

答：目前还没有研究显示新型冠状病毒可以通过蚊虫进行传播，而且新型冠状病毒肺炎的发病时间主要在冬天和春天，此时蚊虫相对较少，感染的概率较低。蚊虫叮咬后，常常在身体上形成小的伤口，这些小的伤口可能增加与新冠肺炎患者密切接触人群的感染风险。

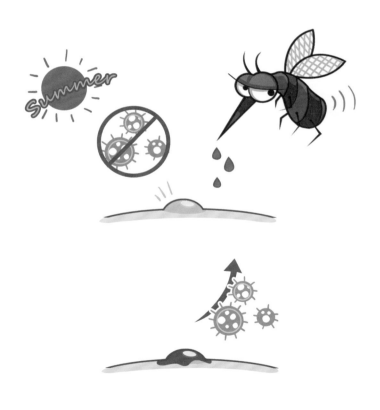

017

提高或降低室内气压这两种措施中
哪种措施能抑制病原微生物传播？

　　答： 通常病毒的传播会随着室内外的气体流动而进行，根据分压原理，气体会由气压高的地方向气压低的地方扩散。负压隔离装置就是利用这个原理使装置内外空气静压差为负值，即让非污染区的空气压力高于污染区的空气压力，使空气按一定压力梯度从非污染区流向污染区，从而保证装置外的空气不会被污染。同样，救护车上设置的减压舱也是通过降低车舱内气压来保证舱内气体不会向外扩散的。综上，降低室内气压是一种抑制病毒向室外传播的有效方式。

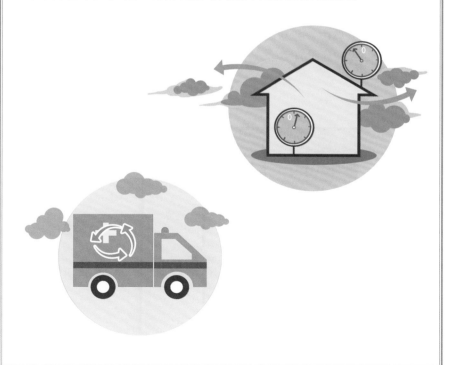

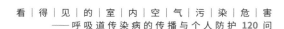
018

住宅楼层的高低对传染性呼吸道疾病的传播是否有影响？

答： 2003 年，非典型肺炎（SARS）在香港的大规模暴发引起了人们对高层建筑污染物跨层传播现象的关注。研究发现，高层建筑为污染物扩散与疾病传染提供了快捷的途径，非典型肺炎、肺结核等流行性传染病能够顺着建筑的垂直方向和水平方向传播，造成高层内住户间的传染。

有研究表明，粉尘颗粒的粒径变化有高层分散效应。与低楼层相比，高楼层室内空气中的粉尘颗粒物浓度更低，但颗粒的粒径也更小。颗粒越小越易通过呼吸进入人体肺部，而粉尘颗粒上常附着有病原微生物，进入人体后，会对健康造成危害。至于什么高度的楼层对健康是最好的，目前还没有定论。

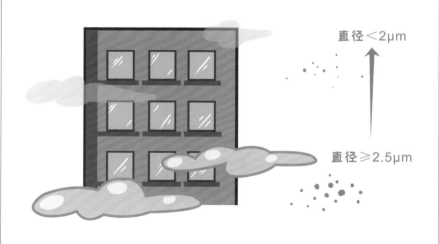

直径<2μm

直径≥2.5μm

019

病原微生物在室内空气中是均匀分布的吗？

答： 引起呼吸道传染病的病原微生物如病毒、细菌、真菌、支原体、衣原体等在室内空气中的分布并非均匀。

（1）通常情况下，在室内空气中，真菌浓度高于细菌浓度。主要原因应该是真菌源强度普遍大于细菌源强度，如室外临近的大面积绿化等都是很强的真菌源。还有一个可能的原因是，相较于细菌粒子，真菌粒子普遍更小，常以单个孢子的形式存在。较小粒径的真菌孢子比较大粒径的细菌粒子更易飘散在室内空气中。

（2）同种类的病原微生物在室内不同位置的分布是不均匀的。病原微生物在室内的分布受到多种室内环境因素的影响。室内不同卫生条件、不同光照条件、不同温度条件、不同湿度条件、不同通风条件、不同人类活动条件等的空气中，病原微生物的浓度分布都是存在较大差异的。

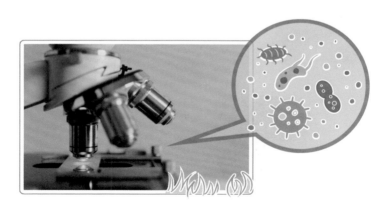

020

室内哪些地方的病原微生物可能更多？

　　答：呼吸道传染病在室内传播的风险很高，而病原微生物在室内各处的分布并不均匀。相关研究表明，门把手、水龙头、冰箱把手、电视遥控器、电灯开关等人们经常接触的家具和物品表面是病原微生物较多的地方。新加坡国家传染病中心的一项研究发现一位新型冠状肺炎患者所处的未清洁环境（尤其是卧室和卫生间）中，普遍存在新型冠状病毒的核酸。这项研究在隔离房间的 26 个位置采集了环境样品，发现马桶和洗手池均为阳性，而换气扇出口处也有新冠病毒检出，这表明病毒随气溶胶飘散到了换气扇出口等处。另外，在储物柜、桌子、地板、窗户、水槽等处都存在病毒。

　　所以，从目前的研究来看，一些人们经常触摸使用的家具、物品表面还有潮湿阴暗的死角，以及厕所和出风口可能存在更多病原微生物。

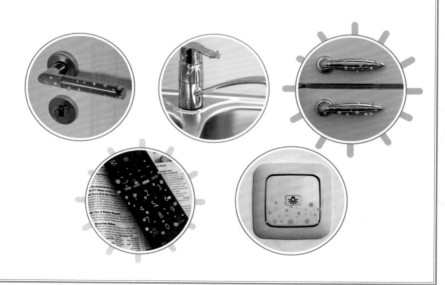

021

呼吸道传染病在室内的传播扩散程度是否和房屋户型有关？

答： 室内空间是呼吸道传染病传播发生的最主要地点，病原微生物在室内的扩散传播与诸多因素有关，如房屋的通风换气、日照条件等，这些因素与房屋户型有着密切的联系。理论上，在东、南、西三个方向能够采光的房子，采光和通风换气效果更好。房屋户型的开间与进深通常也会决定室内采光和通风效果。开间大小、进深多少都会影响室内采光和通风。一般方正的户型能同时满足采光通风与保温需求。餐厨合一的户型空间，不存在建筑上通风换气的阻碍，但现实装修中的各式隔断（如推拉门等）会影响空气流通。

虽然房屋户型与呼吸道传染病在室内的传播扩散程度有关，但户型不是影响病原微生物传播的主要因素，重点还是要做好日常通风和消毒杀菌。

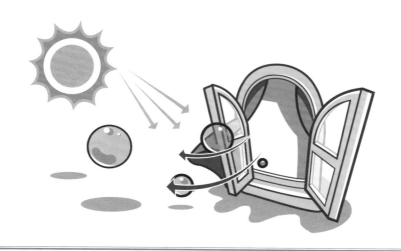

022

呼吸道传染病是否能够通过宠物携带
并进行传播？

答： 近年来，饲养宠物的家庭越来越多，这给人们带来了不少乐趣，但宠物是否会携带并传播新冠肺炎目前没有定论。值得注意的是，与宠物接触后，及时洗手可以显著减少常见细菌（如大肠杆菌和沙门氏菌）在宠物和人类之间的传播。中国工程院院士、国家卫健委高级别专家组成员李兰娟院士曾表示，传染病流行期间需要对宠物加强管理，如果宠物在外接触到新型冠状病毒或其感染者，需要对宠物进行监控，但不要主动遗弃那些一直养在家里的动物。

无论人还是动物出现感冒症状时，都应及时去有化验条件和诊断技术的医院就医，并做好防护，避免互相传染。

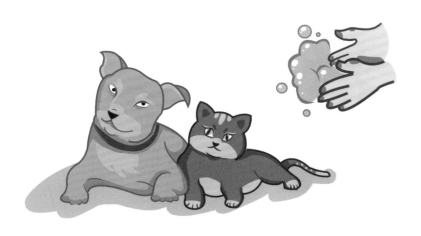

023

呼吸道传染病是否会通过二手烟进行传播？

答： 二手烟通常不会造成呼吸道传染病的传播，但是吸入二手烟会对呼吸道造成刺激，使人更易感染呼吸道疾病。

烟草烟雾会影响人的免疫系统，与多种呼吸道疾病的发生与发展密切相关。与吸烟者吸入的主流烟雾相比，二手烟中的烟草烟雾化学成分及其浓度有所不同。其中一氧化碳、烟碱和强致癌性的苯并芘、亚硝胺的含量甚至比主流烟雾更高。吸入二手烟会引起鼻部和呼吸道的刺激症状，如咳嗽、咽干、胸闷、呼吸困难、鼻腔阻塞、打喷嚏等。除了急性症状，接触二手烟的人也更容易出现慢性呼吸道症状。这些都会导致人体更易感染呼吸道传染病。

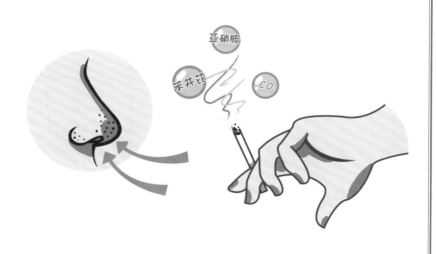

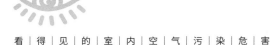
024

如厕能否成为呼吸道传染病传播途径？

答：在传播途径方面，国家卫健委发布的《新型冠状病毒肺炎诊疗方案（试行第七版）》明确：在粪便及尿液中可分离到新型冠状病毒，应注意粪便及尿液污染环境造成气溶胶传播或接触传播。

（1）气溶胶传播。呼吸道传染病患者如厕时，可能排出病毒，而这些病毒飘散在空气中，会污染环境，造成其他人被感染。

（2）错误使用排风扇。当卫生间房门关闭，使用排风扇排除异味时，风扇向外抽气，卫生间在负压情况下会把下水道的臭气吸进卫生间，如果下水道中有病毒，就很容易造成病毒传播。

（3）下水道传播。呼吸道传染病患者的排泄物携带的病毒可能通过排水管道进行传播，造成其他人的感染。

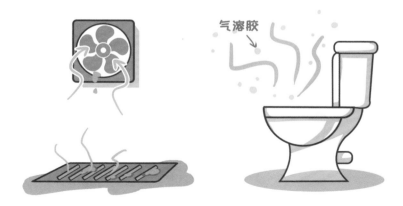

025

呼吸道传染病会通过厨房排烟管道进行传播吗?

答:对独立排烟管道来讲,厨房的排烟管道都设置在室外窗户以上的位置,这样的位置很少有人们活动的痕迹,考虑到病毒离开寄主后生存的时间很短暂,因此活性病毒出现在这种位置的概率可以说是十分低的,并且烟道一般设置有止回阀与储油室,病毒想要逆行进入室内是很难的。

但对公共烟道来讲,由于多个住户共用一个烟道,如果烟道密封不好或老化,很容易出现烟道内气体或病毒流窜的现象。所以对使用公共烟道的住户来说,为防万一,建议保护好室内烟道口,有条件的可以设置密封盖,在不使用的时候密封起来。

综上所述,独立烟道可以不考虑病毒通过烟道传播的可能;公共烟道需要考虑采取一定的保护措施。

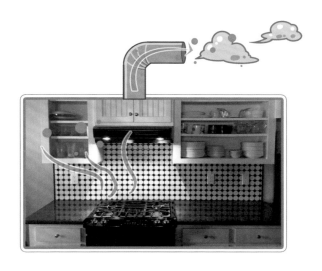

026

呼吸道传染病病原微生物是否能通过室内的粉尘携带并传播？

答：现行权威性国际标准《空气或其他气体的净化设备　词汇　两种语言版》（ISO 3649）通常把能悬浮一定时间且借助自重能沉降的粒径小于 75μm 的固体粒子视为粉尘。

很多文献都提及飘浮在空气中的粉尘可以携带细菌和病毒，并且大量研究证明，病毒常附着在比它们大数倍的尘粒表面，依附于粉尘颗粒而生存，因此伴随着粉尘颗粒在室内的飘散，这些病原微生物也可能发生室内的传播。病原微生物较少以单体的形式存在，菌团或孢子的形式更常见。有学者认为粉尘是脑膜炎在非洲传播的主要媒介物。

综上所述，呼吸道传染病病原微生物是有可能被室内的粉尘携带并传播的。

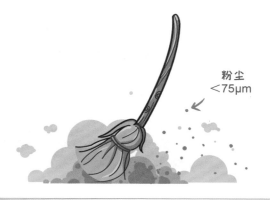

粉尘
<75μm

027

室内粉尘浓度是否会影响病原微生物在空气中的传播？

　　答： 空气中飘散的病原微生物大多数附着在粉尘载体上，很少单独存在。粉尘作为空气中病原微生物依附的良好载体，其浓度的增加很可能导致病毒传染概率的增大。研究表明，随着人们的走动，室内地板上的尘粒会再次悬浮，离地 1m 处再悬浮的病毒浓度比 2m 处高出 40%，并且与颗粒大小有关，说明室内粉尘浓度可能与病毒浓度正相关，但仍需要实验证据来验证。身材矮小的人有可能暴露在更高浓度的再悬浮粉尘和病原微生物中。

　　另外，病毒黏附于粉尘上，在一定程度上也有利于病毒的去除。虽然病毒直径在 0.01 ～ 0.40μm 范围内，但当它附着在空气中的尘埃上时，其大小就应以载体的大小来衡量。在手术室内，空气中直径大于 0.3μm 的尘埃都能被阻挡，此时黏附于粉尘上的病毒也将一并被除去，以达到防止感染的目的。

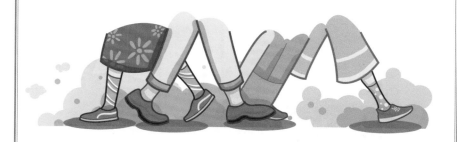

028

降低空气中的 $PM_{2.5}$ 是否可有效降低呼吸道疾病的感染率?

答: 人们在咳嗽、打喷嚏、说话时,飞沫可能与空气中的尘埃结合,形成的颗粒物会飘浮在空气中,当人们处于狭小、通风不好的空间时,空气中颗粒物密度会比较大,这些颗粒物被人们吸入后,可能会引起病毒感染。据报道,哈佛大学公共卫生学院发布的一项研究显示,$PM_{2.5}$ 污染严重的地区,新冠肺炎死亡率明显更高,由此可见,$PM_{2.5}$ 与呼吸道疾病的传播高度相关,大气污染的减少有助于降低呼吸道疾病的感染率。

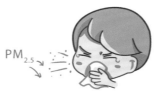

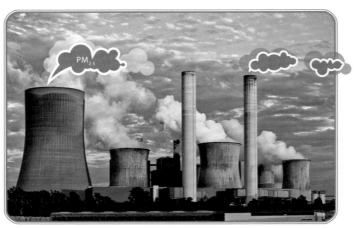

029

室内加湿器产生的水雾会成为病原微生物传播的载体吗？

答： 加湿器长期使用后在其内部会形成易于微生物繁殖的环境，从而滋长微生物。加湿器开启后，携带有微生物的水雾会与室内空气发生混合，进而对室内空气造成污染。污染程度与加湿器的雾化量、雾化时间及水中微生物的含量有关。雾化量越大，散发的微生物就越多，空气污染就越严重。

此外，使用空气加湿器时产生的气溶胶又会被空气中的病原微生物所污染，引起哮喘、过敏性鼻炎等过敏性疾病致病菌的传播。

因此，室内加湿器产生的水雾可能成为病原微生物传播的载体。

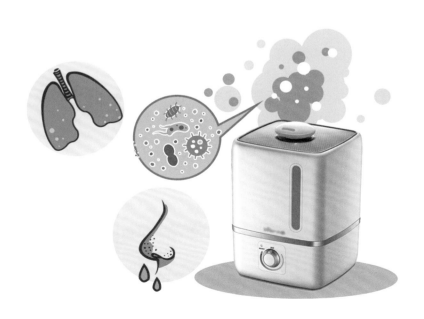

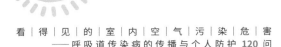

030

空调新风如何有效防止室内呼吸道传染病的传播？

答：研究表明，病原微生物很可能通过空气传播，暖通空调系统的通风和过滤作用可以降低病原微生物的空气传播概率。气流组织良好的通风是控制病原微生物传播的主要措施，它可稀释被污染的空气。根据《新冠肺炎流行期间办公场所和公共场所空调通风系统运行管理指南》，当空调通风系统为全空气系统时，应当关闭回风阀，采用全新风方式运行。全空气系统承担多个房间负荷时应采用全新风方式运行，必须采用回风时，新回风比值应大于 40%，回风应设置 F_7 及以上等级过滤器。当室内发现"疑似病例"时，所有室内的对流型冷热末端（风机盘管等）均应停止运行。

我国应对呼吸道传染病关于新风系统的策略：有外窗的房间尽量开启外窗；无外窗也无排风系统的房间可配置双向节能换气机，以满足房间通风换气需求。配置了集中新风系统且楼层有排风系统的房间，建议将门保持一定开度（或在门上设一定面积的百叶），或者在隔墙上设置机械排风扇以保证楼层集中排风系统的总排风量不小于该楼层新风设计总送风量的 70%。房间设置集中新风系统但未设置集中排风系统的房间，可合理增设机械排风系统，或在消防部门同意的前提下考虑用消防排烟系统来集中送风。通风不足时，应启动排风系统或增设过滤空气净化器。空调及机械通风系统应提前开启并延迟关闭。

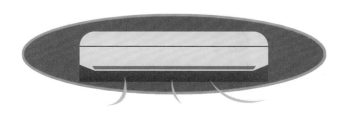

031

家用吸尘器使用时产生的扬尘是否会增强病原微生物在室内空气中的扩散流动？

答：空气中飘浮的病原微生物会附着在一些灰尘颗粒上，而一些小的颗粒物会通过呼吸作用进入人体内部。研究表明，黏附于物体表面的病原微生物在打扫时可再次悬浮于空气中。因此，家用吸尘器使用时产生的扬尘可能增强病原微生物在室内的扩散流动。

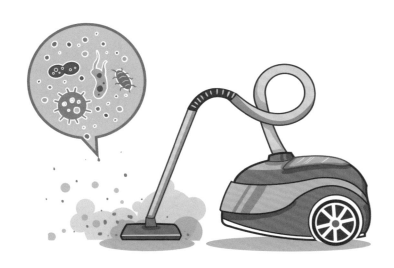

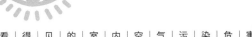

032

室内装修产生的有机污染物是否会加大呼吸道传染病的患病概率？

答：室内装修产生的有机污染物会对人体呼吸道产生较大的影响，降低人体免疫力。目前没有相关研究表明这些污染物会传播病原微生物，但其引发的其他危害会增加呼吸道传染病传播风险。室内装修产生的有机污染物及其危害如下：

（1）甲醛：在浓度超标时会刺激人的眼睛和呼吸道黏膜，损伤肝、肾、肺、中枢神经等，当空气中的甲醛浓度超过 $30mg/m^3$ 时会致人死亡。长期接触低剂量甲醛，将引起多种慢性疾病，甚至会导致胎儿畸形。近年来，甲醛被广泛应用于各种建筑材料、装饰物品和生活用品。甲醛易溶于水，熔点、沸点低，极易从建筑装饰材料中挥发到空气中，室内温度越高挥发性越强。在燃料和烟草燃烧不充分时也会有甲醛产生。

（2）苯系物：苯作为一种高毒致癌物质。在复合材料与人造材料生产过程中通常会使用一些含有苯系物的固化剂和强度剂。在室内装修时使用的涂料和油漆也含有苯系物，喷涂后在短时间内苯系物会大量挥发到空气中，随着时间的推移挥发速度会变慢。另外，胶粘剂、墙纸、合成纤维、洗涤剂等物品中也含有苯系物，并会逐渐释放到空气环境中。

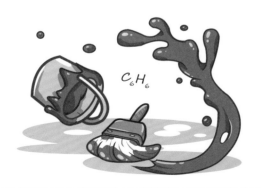

（3）挥发性有机物（VOC）：部分挥发性有机物具有毒性、致癌、致畸和致基因突变的危害。室内挥发性有机物一部分来源于室内环境使用的燃料、建筑装饰使用的材料、电气设备、生产和生活用品等；一部分来源于室外环境中的工业废气、汽车尾气、光化学污染物等；此外，吸烟等人为因素也会导致挥发性有机物的产生。

（4）半挥发性有机物（SVOC）：半挥发性有机物具有高沸点、化学性质不活泼的特性。相对于 VOC，SVOC 更难以降解，持续时间更长，并易于吸附在微小颗粒物上，会通过肺或皮肤进入人体，引起各种疾病，表征特别明显的就是哮喘和过敏症。与二噁英类、多环芳烃、邻苯二甲酸酯、多溴联苯醚和多氯联苯等 SVOC 长期接触，会对人体内分泌系统、生殖系统等造成损害，甚至致癌。此外，SVOC 还具有跨代的持续性危害。

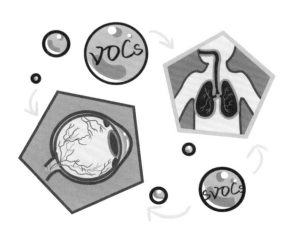

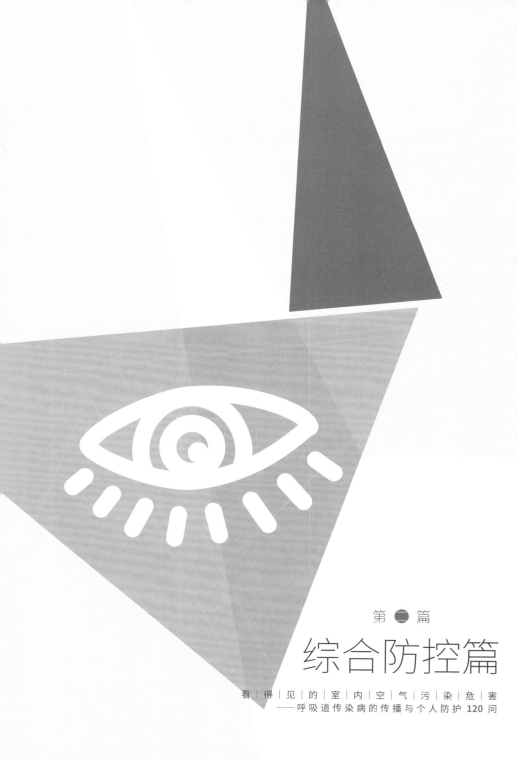

第 ● 篇

综合防控篇

看|得|见|的|室|内|空|气|污|染|危|害
——呼吸道传染病的传播与个人防护 120 问

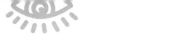

033 —— （一）源头防控

通过接种疫苗可以有效预防呼吸道疾病的感染吗？

答：积极接种疫苗可以有效预防某些疾病。目前，市民接种流感、麻疹、风疹、水痘等传染病疫苗后均可获得免疫力，高危人群可适当地选择接种疫苗科学预防呼吸道传染病。此外，还应注意疫苗接种前要进行过敏源检测（皮试），避免过敏症状的产生。

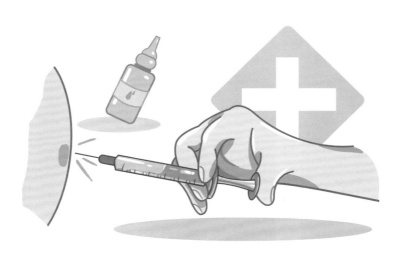

034 —— （一）源头防控

如何做好新冠肺炎预防？

答： ①讲究个人卫生与环境卫生，均衡营养、适量运动、充足休息，避免过度疲劳。②提高健康素养，养成"一米线"、勤洗手、戴口罩、公筷制等卫生习惯和生活方式，打喷嚏或咳嗽时应掩住口鼻。③保持室内通风良好，科学地做好个人防护，出现呼吸道症状时应及时到发热门诊就医。④近期去过高风险地区或与确诊、疑似病例有接触史的，应主动进行新型冠状病毒核酸检测。

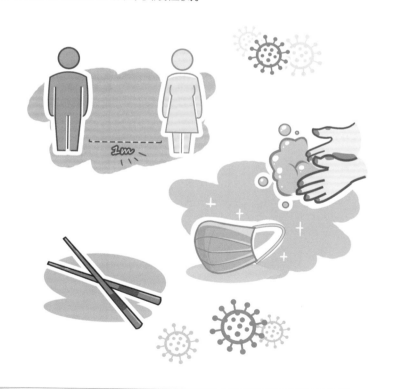

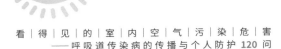

035 ——（一）源头防控

普通感冒和流行性感冒在临床上的表现有什么差异？如何预防流行性感冒？

答：普通感冒由鼻病毒、冠状病毒及副流感病毒引起，较流行性感冒传染性弱得多，当机体抵抗力下降时，才容易患病。流行性感冒是由流感病毒引起的急性呼吸道传染病，病毒存在于患者的呼吸道中，在患者咳嗽、打喷嚏时经飞沫传播。由于其传染性强、传播速度快、范围广，因此较难控制，危害很大。临床表现是指患者得了某种疾病后身体发生的一系列异常变化。普通感冒和流行性感冒在临床表现上的差异见下表。

普通感冒和流行性感冒在临床表现上的差异

症状	普通感冒	流行性感冒
发热	少	特征性，高热，持续数天
头痛	少	突出
寒战	一般无	经常
全身关节酸痛	一般无	经常
乏力	很轻	可持续 2～3 周
极度疲惫	从不	早期，突出
鼻塞	经常	有时
喷嚏	经常	有时
咽痛	经常	有时
胸部不适，咳嗽	轻，中度，干咳	常见，能变严重

（一）源头防控

预防流行性感冒的措施有以下 3 种：

（1）疫苗接种。接种流感疫苗是预防流感最有效的手段，可降低接种者罹患流感和发生严重并发症的风险。推荐 60 岁及以上老年人、6 月龄至 5 岁儿童、孕妇、6 月龄以下儿童家庭成员和看护人员、慢性病患者和医务人员等重点人群，每年优先接种流感疫苗。

（2）药物预防。药物预防不能代替疫苗接种。建议对有重症流感高危因素的密切接触者（且未接种疫苗或接种疫苗后尚未获得免疫力）进行暴露后药物预防，建议不要迟于暴露后 48h 用药。可使用奥司他韦和扎那米韦等（每次剂量同治疗量，1 次 / 天，使用 7 天）。

（3）一般预防措施。讲究卫生是预防流感等呼吸道传染病的重要手段，主要措施包括：增强体质；勤洗手；保持环境清洁和通风；在流感流行季节尽量减少到人群密集场所活动，避免接触呼吸道感染患者；保持良好的呼吸道卫生习惯，咳嗽或打喷嚏时用上臂或纸巾、毛巾等遮住口鼻；咳嗽或打喷嚏后洗手，尽量避免触摸眼睛、鼻或口；出现流感样症状应注意休息及自我隔离，前往公共场所或就医过程中需戴口罩。

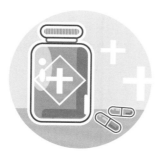
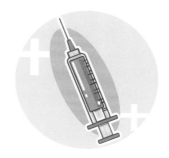

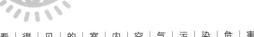

036 ══ （一）源头防控 ══

如有新冠肺炎患者居家隔离，家人应如何做好防护措施？

答：新冠肺炎患者居家隔离时，被隔离者应严格按照规范进行自我隔离；同时，家人也应该具有良好的防范意识与消毒习惯，这样可以大大降低家人的感染率。被隔离者及其家人应按照新型冠状病毒肺炎疫情防控居家隔离相关技术规范，各方面都做好必要的防护措施，具体如下：

（1）隔离场所。

①居家隔离者最好选择家庭中通风较好的房间隔离，单独居住，多开窗通风；保持房门随时关闭，在打开与其他家庭成员或室友相通的房门时先开窗通风，尽量减少共处时间。居家隔离若没有条件居住单间，应保持 1m 以上床间距。

②避免使用中央空调。

③共享区域如卫生间等须开窗通风。

（2）空气消毒要求。

①有自然通风条件的，每天保证早晚至少 2 次开窗通风，每次通风时间不少于 30min。隔离者居室和其他居室的通风应错时进行，同时注意保暖。

②不能自然通风的，可采用排风扇等机械通风的方式保持室内空气流通；使用空气净化器或独立空调的居室，应注意定期清洁并对过滤网进行消毒；使用符合国家相关标准和管理要求的空气消毒机应按照说明书消毒；应该在无人时使用紫外线灯消毒，1 ～ 2 次 / 天，每次 30min。消毒后应通风，并且做好室内人员眼睛和皮肤防护。

（3）自我监测。

①体温：早晚主动测量体温。以口腔温度为参考，37.3 ～ 38.0℃

（一）源头防控

为低热，需居家隔离，保证营养适量、多饮糖盐水。38.1 ～ 39.0℃为中等热，需按规定上报。超过 39.0℃为高热，应按规定上报，并立即就医。

②症状：观察自身有无干咳、咽痛、胸闷、气促、呼吸困难、乏力、精神差、结膜充血、恶心呕吐、腹泻、头痛、心慌、四肢或腰背部肌肉酸痛等症状。若自觉症状加重，应按规定上报，并立即就医。

（4）口罩的使用。非单独居住的隔离者和家庭成员均应佩戴使用符合标准的一次性医用口罩。

①戴、脱口罩前后和处理用后的口罩后，应及时洗手。

②戴口罩时需完全遮住口鼻，戴口罩时手不得接触口罩内侧面，脱口罩时手不得接触口罩外侧面；摘除但尚未废弃的口罩宜悬挂在通风处。

③一个口罩使用时间不超过 4h，发生脏污、变形等损坏后应及时更换。

④口罩专人专用，人员间不得交叉使用。

⑤医用标准防护口罩不能清洗，也不可使用消毒剂、加热等方法进行消毒；自吸过滤式呼吸器（全面型或半面型）和动力送风过滤式呼吸器的清洗参照说明书进行；棉纱口罩可清洗消毒，其他非医用口罩按说明书处理。

⑥单独在隔离房间活动可以不戴口罩，接触其他家庭成员及离开隔离房间时应戴口罩。

037 ——（一）源头防控

新冠肺炎患者治愈出院后有哪些注意事项？

答： （1）定点医院要做好与患者居住地基层医疗机构间的联系，共享病历资料，及时将出院患者信息推送至患者辖区或居住地居委会和基层医疗机构，同时要给出院患者开具康复指导处方，指导其赴相关医疗机构开展康复。

（2）建议出院后继续进行 14 天隔离管理和健康状况监测，佩戴口罩，有条件的居住在通风良好的单人房间，减少与家人的近距离密切接触，分餐饮食，做好手部卫生，避免外出活动。

（3）建议在出院后第 2 周、第 4 周到医院随访、复诊。

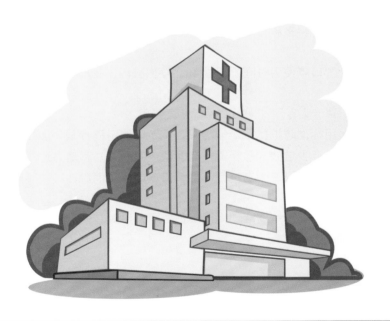

038 ——（一）源头防控

新冠肺炎患者治愈后体内会产生相应的抗体，是否意味着不会被再次感染？

答：在感染病毒之后，体内在一定时间内会产生保护性抗体，在一段时间之内（一般而言几个月）相对安全。但是从长时间来看，同种病毒依旧有再次感染的可能，同时也不排除病毒类型变异导致的再次感染。

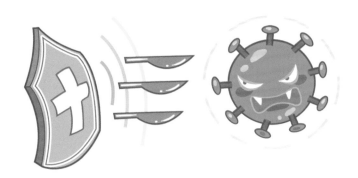

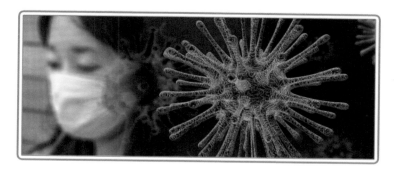

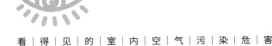

039 ——（一）源头防控

在室内与呼吸道传染病患者应保持怎样的安全距离才能避免被感染？

　　答：当与呼吸道传染病患者共处一室时，经呼吸道和飞沫接触传播都有可能发生。例如，吸入病患的飞沫、与病患有身体接触、触摸病患使用过的物品等，都会存在被感染的风险。所以，只要与呼吸道传染病患者共处一室，就有被感染的风险。那么在室内与呼吸道传染病患者应保持怎样的安全距离才能避免被感染呢？江苏省卫健委新型冠状肺炎防治专家组组长黄茂表示，如果只是讲话甚至不讲话，1 ～ 2m 的距离就可以了，但是如果打喷嚏，飞沫可以喷得很远。具体有多远？要看打喷嚏的强度。因此与呼吸道传染病患者接触时，必须做好个人防护，例如佩戴防护口罩、用酒精对病患使用过的物品进行消毒、与病患保持较远的距离等以避免被感染。日常生活中我们还可以通过增强个人体质、保持良好的卫生习惯、预防接种、做好个人防护等措施来避免被感染。

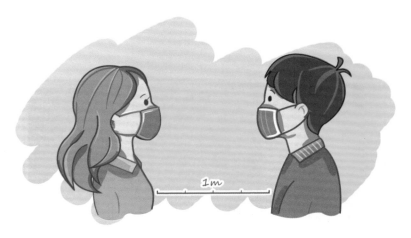

040 —— （一）源头防控

对超级传播者应采取哪些额外措施避免交叉感染的发生？

答： 不同感染者呼出的病原微生物量是不同的，Wells 在 1955 年提出一个概念"quanta"，其定义为使一个人达到致病量的最少病原微生物的数目，利用这个概念的发展方法确定空气传染病的感染概率。研究表明，换气次数达 10 次 / 天的情况下，100quanta/h 的 quanta 产生率导致的感染概率低于 1%，而 1.2×10^4quanta/h 的 quanta 产生率所导致的感染概率接近 100%，所以对待不同 quanta 产生率的病人采取的控制措施也不同。例如，肺结核的超级传播者 quanta 产生率可达 3.084×10^4quanta/h，此时，仅靠通风无法解决交叉感染的问题，应该采取隔离病房、戴口罩和穿防护服等方法避免交叉感染。

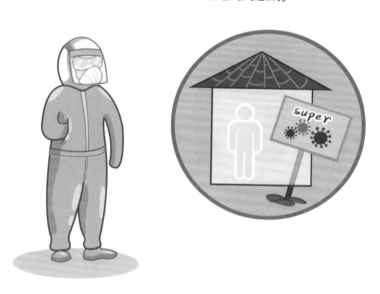

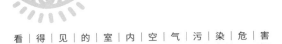

041 ——（一）源头防控

远程医疗技术对疫情防治可以起到哪些作用？

答：借助远程医疗技术，医生可以通过远程医疗系统对应急状况进行指挥，以及对患者进行会诊、检查、治疗。远程医疗技术实现了医生远程诊治患者，为患者提供了医疗保障。在呼吸道传染疾病疫情防控中，远程医疗技术可以有效减少医务人员出入隔离病房的次数，降低交叉感染的风险，提升医院应急管理水平，最大限度地保障患者的安全及治疗效果。

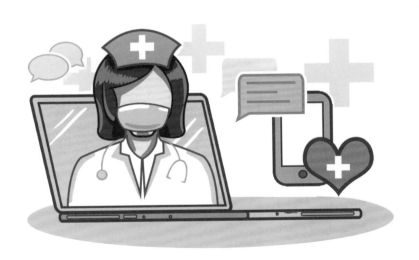

042 ——（一）源头防控

口腔诊疗中如何防范病原微生物在医患间的交叉感染？

答：口腔科临床操作中存在气溶胶污染，因此在制定防控策略时，应默认医务人员和患者都是潜在病原携带者，以此为基础执行标准预防措施，并在疫情暴发时根据病原微生物的具体传播特征和严重程度制定有针对性的额外预防方案，避免防护不足导致院内感染的发生或暴发，另外也可以避免防护过度导致的社会资源浪费。

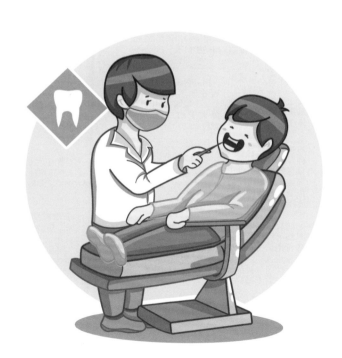

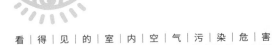

043 ——（一）源头防控

市场上常见的各种口罩防护功能有什么不同？近距离接触呼吸道疾病患者时应戴哪种口罩？

答：市场上常见的口罩有棉布口罩、一次性（普通）医用口罩、医用外科口罩、医用防护口罩（N95 口罩、KN95 口罩）等，它们的技术标准见下表。

常见口罩技术标准

口罩种类	预期用途	过滤效果	使用次数	注意事项
棉布口罩	挡风、保暖、隔绝灰尘等较大颗粒物	只能过滤较大的颗粒，如烟尘粉末等	可清洗，重复使用	
一次性（普通）医用口罩	用于普通环境下的一次性卫生护理，或致病性微生物以外的颗粒（如花粉）的阻隔及防护	过滤效率要求低于医用外科口罩和医用防护口罩	一次性使用	
医用外科口罩	适用于医务人员或相关人员的基本防护，以及在有创操作过程中组织血液、体液和液体飞溅物传播的防护	医用外科口罩的过滤效率不完全一样，一般而言可阻隔大于约 5μm 的颗粒	一次性使用	
医用防护口罩（N95 口罩、KN95 口罩）	又叫 N95 呼吸器，是一种呼吸防护设备，可以有效过滤空气中的颗粒物，适用于防护经空气传播的呼吸道传染病	阻挡至少 95% 的非常小的（约 0.3μm 级别）颗粒	限个人使用。受损、变形、变湿、变脏、被污染时都应丢弃	不适用于儿童或有胡子的人。这两种人脸部无法和 N95 紧密贴合
有呼气阀 N95 口罩	用途同 N95 呼吸器。呼气阀可以让呼出的气体排出，又不会让小颗粒进入。这种设计可以让呼气更加轻松，并有助于减少湿热积聚	阻挡至少 95% 的非常小的（约 0.3μm 级别）颗粒	限个人使用，受损、变形、变湿、变脏、被污染时都应丢弃	呼气阀是单向阀门，呼气时，排出气体正压将阀片吹开，气体迅速排出。排气过程由于没有过滤层，如果患者佩戴这种口罩可能将病毒排出，所以确诊和疑似患者不应该佩戴此类口罩

下图为不同人群之间的传染率。

（一）源头防控

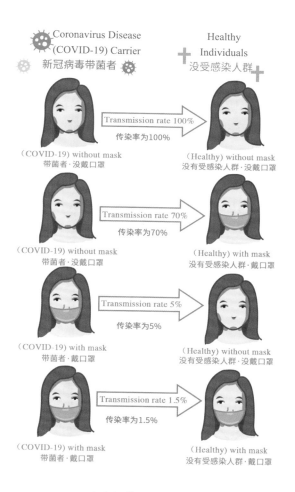

Coronavirus Disease (COVID-19) Carrier
新冠病毒带菌者

Healthy Individuals
没受感染人群

Transmission rate 100%
传染率为100%

（COVID-19）without mask
带菌者·没戴口罩

（Healthy）without mask
没有受感染人群·没戴口罩

Transmission rate 70%
传染率为70%

（COVID-19）without mask
带菌者·没戴口罩

（Healthy）with mask
没有受感染人群·戴口罩

Transmission rate 5%
传染率为5%

（COVID-19）with mask
带菌者·戴口罩

（Healthy）without mask
没有受感染人群·没戴口罩

Transmission rate 1.5%
传染率为1.5%

（COVID-19）with mask
带菌者·戴口罩

（Healthy）with mask
没有受感染人群·戴口罩

不同人群之间的传染率

综上所述，近距离接触呼吸道疾病患者时应佩戴医用防护口罩或有呼气阀的 N95 口罩。

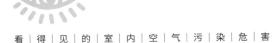

044 ——（一）源头防控

黏附在口罩上的病原微生物在什么情况下会造成二次传播？

答：口罩靠静电吸附作用拦截病原微生物，环境潮湿、吸附病原微生物等都会降低口罩防护性能。在重复使用口罩时，若消毒程序不当，可能造成口罩防护能力下降，造成病原微生物感染。若不进行消毒就直接多次使用口罩，在重复使用的过程中可能造成病原微生物的二次传播。

另外，废弃口罩的处理也是一道难题，呼吸道疾病患者使用过的防护用品应该纳入医疗废物范畴。此类高危口罩如果被丢弃在普通垃圾箱中，可能感染防护意识较差的人，造成病原微生物的二次传播。

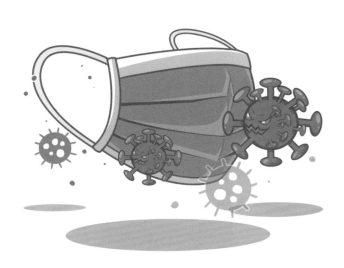

045 —— （一）源头防控

在不同场合应如何选择口罩种类以预防呼吸道疾病的感染？

答：对高风险暴露人员（包括在收治患者的病房、ICU 和留观室工作的所有工作人员、疫区指定医疗机构发热门诊的医生和护士及对确诊病例进行流行病学调查的公共卫生医师），建议使用医用防护口罩；对较高风险暴露人员（包括急诊科工作医护人员、对密切接触人员开展流行病学调查的公共卫生医师及疫情相关的环境和生物样本检测人员），建议使用符合 N95/KN95 及以上标准的颗粒物防护口罩或医用防护口罩；对中等风险暴露人员（包括普通门诊和病房工作的医护人员、人员密集场所的工作人员、从事与疫情相关的行政管理、警察、保安、快递等从业人员和居家隔离者及与其共同生活人员），建议佩戴医用外科口罩；对较低风险暴露人员（包括人员密集区的公众、室内办公人员、医疗机构就诊的其他患者、在校学生等），建议佩戴一次性医用口罩；对低风险暴露人员（居家室内活动、散居居民、户外活动者及通风良好的工作场所的工作者），建议佩戴非医用口罩；在家中、通风良好和人员密度低的场所，也可不佩戴口罩。

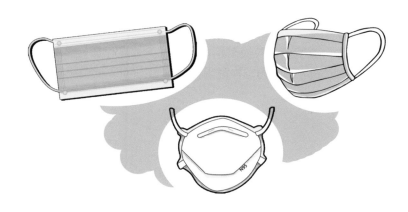

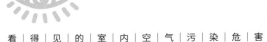

046 ——（一）源头防控

在室内佩戴口罩可以有效阻隔病原微生物吗？

答：正确选择与使用口罩，对阻隔病原微生物的传播具有重要意义。为有效阻隔病原微生物传播，首先应了解各类口罩的防护机理和效果。

（1）口罩的防护机理。口罩通过过滤吸入空气，拦截外界有害气体、飞沫等接触佩戴者的口鼻黏膜起到防护作用。根据口罩的截留途径，过滤机理可分为以下几种（右图）：

①扩散作用：极其微小的颗粒通过布朗运动位移到滤材表面，在分子引力的作用下，接触到滤料的小颗粒因吸附而被过滤掉。

②沉降截留作用：较大的颗粒随气流运动时因重力作用沉降在滤材表面上，由于颗粒直径大于滤料纤维间隙而被滤材拦截。

③惯性撞击截留作用：当气流中的颗粒通过滤材的网状通道时，质量较大的颗粒因惯性而偏离气流方向，撞击滤材并被截留。因此，口罩对粒径大、密度高、气流速度快的颗粒拦截效果最好。

④静电作用：较小颗粒（尤其是粒径在 2.5μm 以下的颗粒）在靠近有静电的滤材时，由于静电作用被吸附在滤材表面从而被拦截。

⑤负离子作用：负离子与周围带正电的粒子中和后发生沉降，从而达到过滤的目的。

病原微生物类型多，粒径差别大，且很少独立存在，总是依附于载体上。口罩对病原微生物的拦截因作用机理不同而分为两大类：

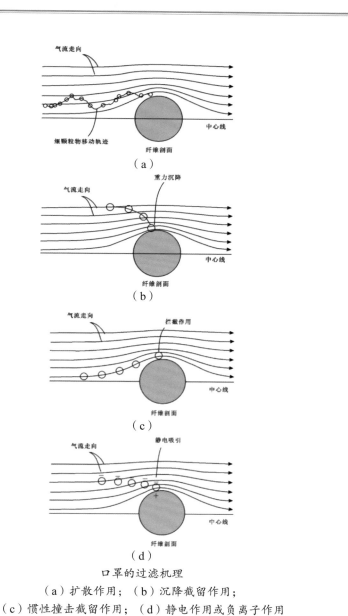

口罩的过滤机理

（a）扩散作用； （b）沉降截留作用；

（c）惯性撞击截留作用； （d）静电作用或负离子作用

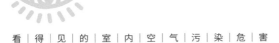

046 —— （一）源头防控

在室内佩戴口罩可以有效阻隔病原微生物吗？

物理拦截作用：通过扩散、沉降截留、惯性撞击拦截、静电及负离子等作用，滤材对病原微生物进行物理拦截，但不能杀灭它们。

灭菌作用：一些滤材含有功能性抗菌物质，当与病原微生物接触时，抗菌物质会破坏病原微生物的内部结构，进而达到灭杀的目的。

（2）不同口罩的防护效果。

①医用外科口罩：医用外科口罩对细菌过滤效率大于等于95.0%，故医用外科口罩可以阻挡大部分细菌和一部分病毒；医用外科口罩还具有一定的液体阻隔性能，能阻挡血液、体液、分泌物等的喷溅。

②医用防护口罩：医用防护口罩可以阻止大部分病原微生物。

③普通一次性口罩和纱布口罩：仅能对较大的粉尘颗粒或气溶胶起到一定的机械阻截作用，不能达到有效拦截细菌、病毒等病原微生物的目的。

综上所述，佩戴口罩是有效拦截病原微生物通过呼吸道进入人体的简单方法，可以达到双向防护的效果。做到正确选择与使用口罩，对预防呼吸道传染病的传播具有重要意义。应根据具体需要和各类口罩的防护作用，正确选择和合理使用符合标准的医用口罩，以有效拦截病原微生物，避免呼吸道传染病的传播。

047 ——（一）源头防控

如何正确使用和佩戴医用口罩？

答：（1）医用口罩可供以下人员使用：医护工作者；任何有呼吸道传染病症状的人，包括轻度患者；在医疗机构外照护呼吸道传染病疑似或确诊病例的人员；60 岁及以上的人；有基础健康问题的人。

（2）佩戴医用口罩的注意事项：

①佩戴口罩之前，应先清洁双手。

②检查口罩上有无撕裂或孔洞；不要使用戴过或有损坏的口罩。

③查看哪一边是上方（有金属条的一边通常是上方）。

④确定口罩的内面（通常是白色的一面）。

⑤将口罩戴到脸上，遮住口鼻和下巴，并确保面部与口罩之间没有缝隙。

⑥挤压金属条，使其紧贴鼻梁。

⑦记住使用期间不要触摸口罩正面，以免污染；如果不小心碰到，应清洁双手。

（3）摘下医用口罩的注意事项：

①用含酒精成分的免洗洗手液或肥皂水清洁双手。

②从头后或耳后摘下线绳，不要触摸口罩正面。

③身体前倾，从脸上取下口罩。

④医用口罩仅供一次性使用，用后应立即丢弃，最好丢进专用垃圾箱中。

⑤触摸口罩后应清洁双手。

⑥注意口罩的状况，使用过程中如果脏了或湿了，应及时更换。

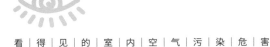

048 ━━ （一）源头防控

若气温越来越高，室内是否还必须佩戴口罩？哪些场所不必佩戴口罩？

答：夏天来临，温度越来越高，空气湿度增大，体感十分闷热，如果戴上口罩，会感觉很不舒服，于是，有些人便摘掉了口罩。也有人认为，疫情得到有效控制后，没必要再戴口罩了。在新冠肺炎疫情低风险地区，以下场所可遵循《公众科学戴口罩指引（修订版）》和《低风险地区夏季重点场所重点单位重点人群新冠肺炎疫情常态化防控相关防护指南（修订版）》提出的防护建议：

（1）居家防护建议：无须戴口罩。

（2）户外、公园防护建议：建议随身备用一次性医用口罩或医用外科口罩。在无人员聚集、通风良好、保持 1m 以上社交安全距离时，无须戴口罩。

（3）超市、商场、餐厅、展馆/博物馆、体育馆/健身房、宾馆、会展中心、图书馆等场所防护建议：公众需随身备用一次性医用口罩或医用外科口罩。在无人员聚集、通风良好、保持 1m 以上社交安全距离情况下，无须戴口罩。

（4）会议室防护建议：确保有效通风换气，保持人员 1m 以上社

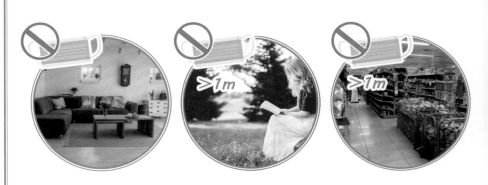

交安全距离情况下，无须戴口罩。

（5）办公场所及厂房车间防护建议：确保有效通风换气，办公人员在无人员聚集、与他人保持 1m 以上距离情况下，作业岗位工作人员保持 1m 以上安全距离情况下，无须戴口罩。

（6）校园防护建议：中小学校园内学生和授课老师可不戴口罩，运动时不戴口罩。大专院校教职员工和学生可不戴口罩，运动时不戴口罩。

（7）农贸、集贸市场防护建议：在无人员聚集、通风良好、保持 1m 以上社交安全距离情况下，顾客在农贸、集贸市场内自愿戴口罩。

（8）咖啡馆、酒吧和茶座防护建议：顾客可不戴口罩。

（9）养老机构、儿童福利院防护建议：养老机构中老年人和儿童福利院中儿童可不戴口罩。

（10）银行防护建议：客户随身备用一次性医用口罩或医用外科口罩，在银行内办理业务时可不戴口罩。

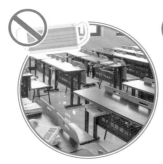 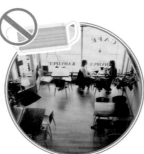 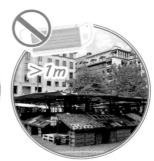

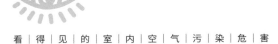

049 ═══ （一）源头防控

护目镜可以有效阻隔病原微生物传播吗？
什么场合需要佩戴护目镜？

答：由下表所示的病毒传播路径可知，病毒主要的传播方式为直接传播与间接传播，护目镜虽然不能杀死病毒，但是可以阻拦患者血液、体液等具有感染性的物质进入眼部，起到阻隔病毒传播的作用。

代表性人类致病病毒结构和传播途径

病毒科名	主要病毒	结构特点	导致疾病	传播途径
冠状病毒科 （Coronaviridae）	新型冠状病毒（2019-nCoV）；SARS 冠状病毒（SARS-CoV）；MERS 冠状病毒（MERS-CoV）	正向单股 RNA，不分节段，有包膜	新型冠状病毒肺炎 非典型肺炎 中东呼吸综合征等	直接接触传播（飞沫传播）、气溶胶传播、间接接触传播（疑似粪口传播）
丝状病毒科 （Filowiridae）	埃博拉病毒（EBOV）	反向单股 RNA，不分节段，有包膜	埃博拉出血热等	接触传播（体液接触）
腺病毒科 （Adenoviridae）	腺病毒	双股 DNA，无包膜	急性发热性咽炎、滤泡性结膜炎、胃肠炎等	直接接触传播、间接接触传播（飞沫接触、粪口传播、污染物表面接触）
嗜肝病毒科 （Hepadnawiridore）	乙型肝炎病毒	双股 DNA，环状，有反转录	乙型肝炎	血液传播、性传播、母婴传播
正黏病毒科 （Orthomyxoviridme）	流感病毒	反向单股 RNA，分节段，有包膜	流感	直接接触传播（飞沫接触）、间接接触传播、气溶胶传播
小 RNA 病毒科 （Picornawiridae）	脊髓灰质炎病毒、柯萨奇病毒等	正向单股 RNA，不分节段，无包膜	脊髓灰质炎、脑膜炎、心肌炎等	接触传播（粪口传播）
反转录病毒科 （Rhabodowiridme）	人类免疫缺陷病毒	正向双股 RNA，不分节段，有包膜	艾滋病	血液传播、性传播、母婴传播
弹状病毒科 （Rhabodowiridme）	狂犬病毒	反向单股 RNA，不分节段，有包膜	狂犬病	直接接触传播（人畜共患）
黄病毒科 （Flawisiride）	寨卡病毒	正向单股 RNA，有包膜	小头畸形、自身免疫性疾病等	蚊虫传播、母婴传播
杯状病毒科 （Calicivinus）	诺如病毒	正向单股 RNA，有包膜	急性胃肠炎	接触传播（粪口传播）、气溶胶传播

虽然病毒会通过眼部传播，但是这种风险是极低的。因为空气的流动，导致病毒被稀释，所以病毒的量不可能达到致病的程度。国家卫健委高级别专家组成员、中国著名传染病学专家李兰娟院士指出，医护人员由于直接接触发热病人，需要佩戴护目镜进行防护，而普通民众不接触发热病人，所以不需要使用护目镜，使用口罩防护即可。同时，广东省疾控中心的专家表示，普通老百姓没必要使用护目镜，因为比较近距离的接触才会发生眼结膜传播。

050 ——（一）源头防控

呼吸道传染病疫情期间如何进行室内空气净化？

答： 为了降低室内有害物质的浓度，要对即将进入室内的气流采取消毒、过滤等净化措施即对空气进行处理,然后通过合理的气流分配，使经过处理的空气和室内空气充分混合，稀释室内病原微生物等有害物质，使其达到公共卫生健康标准的要求。空气净化就是上述向室内提供清洁空气，净化室内空气的一系列手段，例如过滤吸附、活性炭吸附、多层过滤等。其目的主要是改善生活与办公条件，保证室内人员的身心健康。

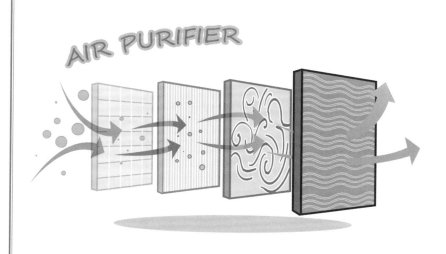

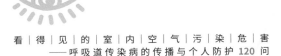
051 ——（一）源头防控

是否有简单实用并且有效的方法灭活室内的呼吸道传染病病原微生物？

答：常见的呼吸道传染病致病病原微生物种类复杂，在室内可以存在于空气中或者物体表面等，针对它的存在形式，可以选择以下几种方法进行消毒灭活：

（1）环境物品消毒：对一般物体的表面，每天进行 1 ~ 2 次湿式清洁并保持干燥，定期使用 250mg/L 含氯消毒剂或 1000mg/L 以上季铵盐类消毒剂进行擦拭消毒；对衣服、被褥、织物等，应勤换洗晾晒（直射阳光暴晒 3 ~ 6h）。此外，针对床头柜、床架和其他卧室家具等经常接触的表面，可每天使用含有稀释漂白剂溶液（1 份漂白剂兑 99 份水，有效氯含量为 500mg/L）的常规家用消毒剂清洁和消毒。

（2）公共场所消毒：人群经常出入的地面、走廊、楼梯等表面每日可用清水或消毒剂擦拭 1 ~ 2 次；高频接触的物体表面，例如门把手、电梯按钮、楼梯扶手等可每日采用 75% 酒精擦拭消毒，或用 250mg/L

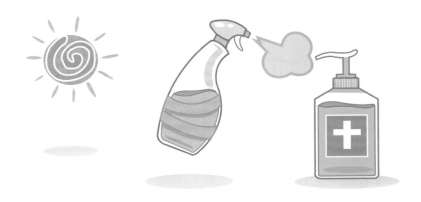

含氯消毒剂进行擦拭，作用 20min 后用清水擦拭；产生的垃圾废弃物要当日清除，定期对垃圾存放场所喷洒消毒剂消毒。

（3）室内空气消毒：首选通风，家庭、公共场所均可采用自然通风，必要时可采用机械（如电风扇等）通风。对空气难以保持流通的公共场所或者病房，可以安装空气消毒除菌净化器及紫外线灯，室内无人时采用紫外线照射或化学消毒剂气溶胶喷雾等方法进行消毒。

（4）卫生间与卫生用品：每天至少用含有稀释漂白剂溶液（1 份漂白剂兑 99 份水）的常规家用消毒剂清洁或消毒浴室和卫生间表面 1 次，地面应每日定期清扫、消毒（250mg/L 含氯消毒剂擦地）1 ～ 2 次；同时对公共用品（例如水龙头、洗漱池、公共坐便器等用品）定期使用消毒剂清洁消毒；使用拖把、抹布等清扫用具后要及时清洗并晾干，必要时可用含氯消毒剂浸泡、洗净，然后干燥备用。

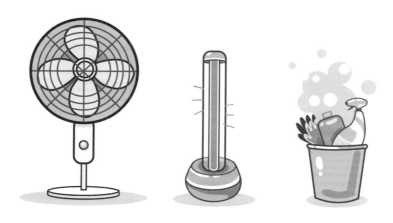

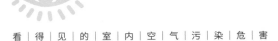
052 —— (二) 自然通风

呼吸道传染病疫情期间室内通风稀释的作用是什么?

答：通风稀释是对室内进行通风换气。其原理是引入一定量的室外空气或经过净化的清洁空气进入室内，通过气流组织的合理分配，稀释室内污染物及病原微生物等有害物质的浓度，并将等量的室内空气连同有害物质排到室外，使室内有害物质的浓度达到公共卫生健康标准允许浓度，从而减少病原微生物的传播风险及污染物的影响范围。

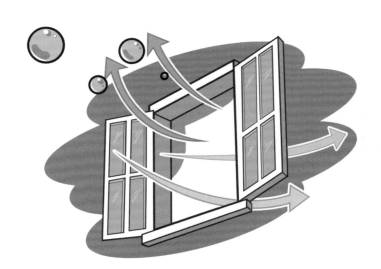

053 —— （二）自然通风

呼吸道传染病疫情期间如何保障居住建筑及办公建筑的通风换气？

答：通风换气是保障居住建筑及办公建筑空气质量常用且行之有效的手段之一。在疫情期间，需要更加重视建筑空间的通风换气问题，通过适当增加室内的换气次数，稀释、排除室内有害物质，降低病原微生物等感染人体的风险概率。

通风换气的手段主要包括自然通风和机械通风。自然通风的风量和速度具有间歇性、瞬时性特点，且无须消耗机械动力，是生活或生产过程中首选的通风方式。后者则依靠风机风扇等机械力来实现有组织、持续的通风气流，这一过程需要消耗机械动力。

疫情期间，对一般性居住建筑及办公建筑，为保障室内通风换气，应尽量将室内的窗户、门（内、外）开启，有效形成室内"穿堂风"，而且每天开窗通风换气至少 3 次，每次 30min 为宜，以充分排除室内的"旧"空气与"脏"空气，有效降低呼吸道传染病病原微生物浓度，保障人体健康。

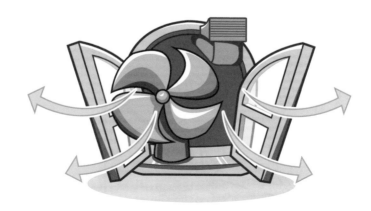

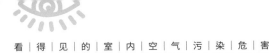

054 —— （二）自然通风

病原微生物会通过空气传播，开窗通风会不会使病原微生物飘入室内？

答：通风的目的是引入室外无毒空气，稀释室内可能存在的病原微生物浓度。多数情况下，室外空气不带有病原微生物。其中的原因有很多，首先病原微生物离开宿主后在空气中的存活时间一般不会很长。其次病原微生物主要是随着人咳嗽、打喷嚏等途径把含有病毒的飞沫、唾液通过呼吸道传染给其他人，但这需要近距离接触，一般它的传播范围在 1m 之内，超出范围时传染力会大大降低。另外，即使空气中有病原微生物存在，它的浓度也是非常低的，家里开窗通风的话会使室内空气与外界进行流通，降低室内病原微生物浓度。因此每天要开窗通风，保持空气流通。

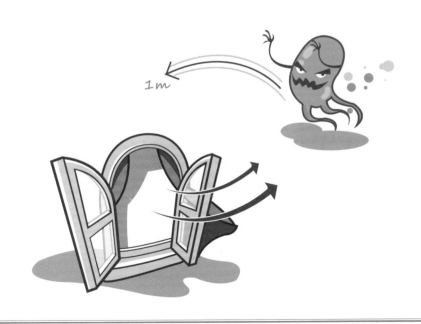

055 — （二）自然通风

开窗通风应该保持怎样的频率和持续时间才能有效降低病原微生物在室内空气中传播的风险?

答：室内环境是人员活动的主要场所，因此需要进行通风以降低室内病原微生物浓度，减小感染概率。

一天中 8：00—11：00 和 13：00—16：00 这两个时段大气污染物扩散条件较好，是开窗通风换气的优选时间段。最好在每天的早、中、晚开窗通风 3 次。由于不同建筑物的室内空间布局和当地自然风条件差距较大，开窗时长以 30 ～ 60min 为宜。

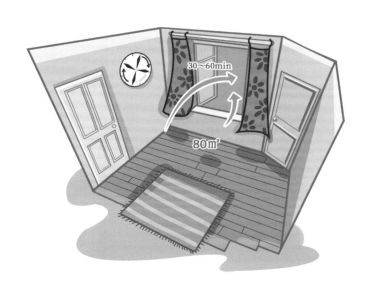

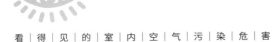

056 —— （三）空调及新风系统

公共场所如何对空调通风系统进行消毒？

答： 根据《公共场所集中空调通风系统清洗消毒规范》的相应规定，必要时应对集中空调系统的风管、设备、部件进行消毒处理。

（1）风管应先清洗后消毒。可采用化学消毒剂喷雾消毒，金属管壁首选季铵盐类消毒剂，非金属管壁首选过氧化物类消毒剂。

（2）冷却水宜采用物理或化学持续消毒方法。当采用化学消毒时首选含氯消毒剂，将消毒剂加入冷却水中，对冷却水和冷却塔同时进行消毒。

（3）过滤网、过滤器、冷凝水盘消毒。过滤网、过滤器、冷凝水盘应先清洗后消毒，采用浸泡消毒方法，不易浸泡时可采用擦拭或者喷雾消毒方法，重复使用的部件首选季铵盐类消毒剂，不再重复使用的部件首选过氧化物类消毒剂。

（4）净化器风口、空气处理机组、表冷器、加热（湿）器风口的消毒首选季铵盐类消毒剂，应先清洗后消毒。可采用擦拭或者喷雾消毒方法。

（5）冷凝水消毒。在冷凝水中加入消毒剂作用一定时间后排放，首选含氯消毒剂。

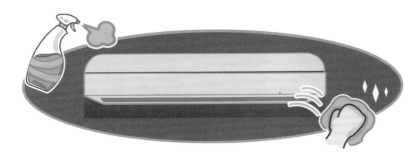

057 ——（三）空调及新风系统

空调和风扇可以代替开窗通风来保持室内空气流通，从而降低呼吸道传染病感染风险吗？

答：自然通风能有效降低室内空气中的病原微生物浓度，在预防和治疗呼吸道传染病时，结合自然通风能取得更好的效果。空调与风扇可以作为自然通风的一种补充通风方式。空调的使用，会使空气湿度降低，导致空气中大液滴蒸发并干燥成小颗粒（粒径小于 $5\mu m$ 的飞沫核或残留物），这样的小病毒颗粒可能通过室内气流或通风系统的排风管道远距离传播。暖通空调系统的稀释通风和压差控制等措施对飞沫近距离传播的影响微乎其微，而飞沫核空气传播路径相对较长，通过通风管道传播概率较大。飞沫传播机理如下图所示。

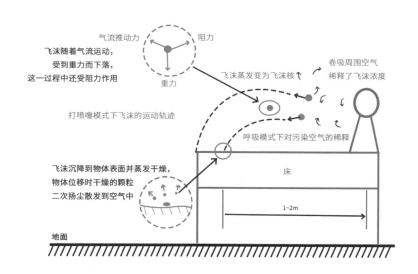

飞沫传播机理

058 ——（三）空调及新风系统

室内新风换气点安排在什么地方更能保证室内安全？

答： 据有关资料报道，人们有 70% 以上的时间是在室内度过的，老人、儿童在室内的时间更多。因此，室内空气质量对人们的身体健康和生活、工作质量产生的影响不容小视。

在室内采取通风措施至关重要，但是应该怎样布置新风换气点呢？一般来说，通风换气位置的设置会受到多种条件的限制，如地区位置、室内布局、温度差、压力差等，具体通风位置因条件不同而不同。

（1）在室内通风设计过程中，要尽量在不同的风压处开设外窗，以此实现建筑的风压通风。一部分建筑由于客观条件限制，无法实现在不同风压处的外立面开窗，这时可以利用建筑的外立面形状，制造不同风压，从而实现风压通风。

（2）热压通风：在实际应用中，房屋的通风换气存在倒灌情况，若室内的门窗开口位置不对，会影响室内浑浊空气排出室外，此时室内热压会将浑浊空气倒灌到建筑内的其他房间。例如，在厨房做饭若不注意开窗通风，会导致室内温度升高，与此同时产生的热气或油烟

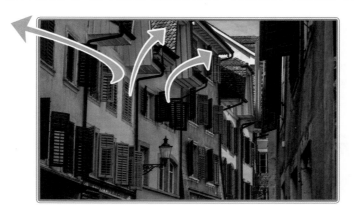

会因为热压的作用倒灌到建筑的其他房间。因此在有热源存在的房间应设置相应的通风装置对室内进行换气，一方面加快室内外的热交换，另一方面抑制空气因温度差而涌入其他房间。

（3）由于室内空气污染存在累积性，在卫生间、厨房等污染物易于累积的地区应设置通风换气点，并且根据条件限制，采取自然通风或机械通风。一些卫生间处于整个房屋设计的内部，无法进行自然通风，因此需要设置排气扇或其他设备进行通风换气。

一般来说，在室内装修设计时设置相应的窗户、阳台等自然通风装置，可对室内进行换气，降低室内污染物的浓度。通风位置要根据房屋具体情况进行设置，主要根据风压差、温度差、房屋深度等因素。而在污染易于积累的地点如卫生间、厨房等，必须设置相应的排风换气点以保证室内空气安全，可以选择自然通风或机械通风。在无法保证自然通风的情况下，应设置机械通风强制换气。

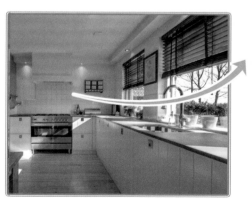 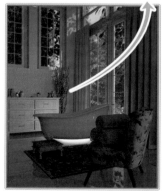

059 —— （三）空调及新风系统

居住建筑内空调或供暖系统运行时，如何进行适度开窗通风？

答： 居住建筑在冬季和夏季往往有供暖和供冷系统运行，为降低系统运行能耗，室内封闭程度增大，通风条件较差，容易滋生细菌，使室内空气环境品质降低，从而影响室内人员健康。

因此，即使在空调或供暖系统运行期间，居住建筑也应适度开窗通风，增加室内空气流动。每天开窗通风宜保持 3 次以上，且每次宜不少于 30min，目的是促进新鲜空气进入室内，改善室内空气品质。

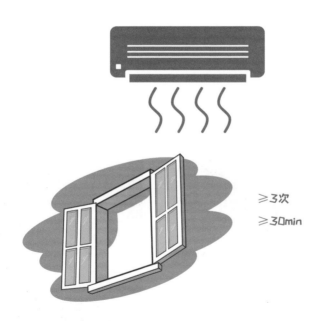

≥3次

≥30min

060 ——（三）空调及新风系统

疫情期间空调系统加大新风量运行时，空调系统应如何进行调节？

答：（1）当室外气候适合时，空调系统应采用全新风运行。

（2）全空气系统采用大新风比运行时，应通过加大机械排风或部分门窗保持开启状态，以确保室外空气有效送入。

（3）高疫情风险等级时，负担多个房间的全空气系统宜关闭回风；中疫情风险等级且需要使用回风时，应增设高、中效空气过滤器；低疫情风险等级且需要使用回风时，应设置中效空气过滤器。

（4）对"冷热末端＋新风"空调形式，在高疫情风险等级时，新风系统及其对应排风系统的风机宜保持 24h 运行；有外窗房间，使用过程中宜适当保持开窗；无外窗房间，应增设机械通风系统或带高效过滤器的室内空气净化器。

（5）疫情期间暂停空气幕运行。

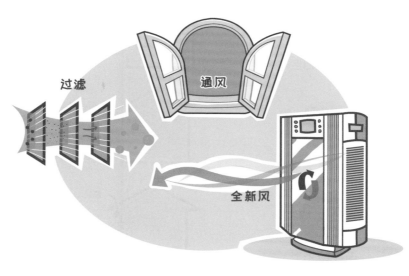

过滤　通风　全新风

061 —— （三）空调及新风系统

在不同疫情风险等级下，应该对全空气空调系统的回风采取哪些措施，以降低疫情扩散的风险？

答： 全空气系统是完全由空气来承担房间冷（热）负荷的空调系统，该系统往往利用回风余热以降低空调能耗。当多个房间的通风空调系统由全空气系统承担时，室内空气将通过回风管道与新风混合或换热后再次被送入房间，容易造成房间之间的空气相互掺混，会提高病原微生物交叉传播的风险。

在疫情期间，若全空气系统负担多个房间的环境调控，容易引起病原微生物交叉感染，应采取如下措施：高疫情风险等级时，负担多个房间的全空气系统宜关闭回风；中疫情风险等级且需要使用回风时，应增设高、中效空气过滤器；低疫情风险等级且需要使用回风时，应设置中效空气过滤器。

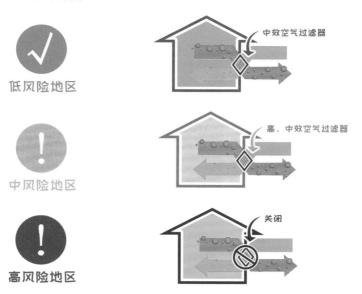

062 ——（三）空调及新风系统

在高疫情风险等级的地区，对"冷热末端＋新风"空调形式，可以采取哪些措施以有效保障室内空气环境安全？

答：为应对疫情，通风空调系统应增大新风运行，以充分稀释室内空气，减少病原微生物的滞留时间，阻止其在室内传播。

对"冷热末端＋新风"空调形式，室内空气环境的安全主要由新风系统及排风系统负责，因此，在高疫情风险等级时，新风系统及其对应排风系统的风机宜保持 24h 运行，使新鲜空气能够被有效送入室内；如果房间有外窗，应该适当保持开窗，保证良好通风；如果房间没有外窗，应增设机械通风系统或带高效过滤器的房间空气净化器，以保证室内空气安全。

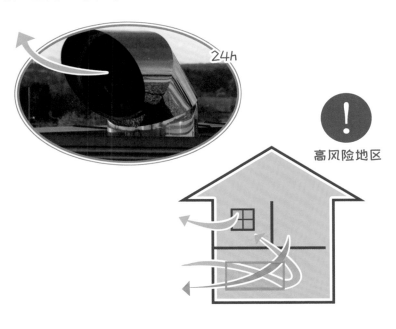

高风险地区

063 —— （三）空调及新风系统

呼吸道传染病疫情期间，空气幕是否应正常运行？

答: 空气幕是利用条状喷口送出一定速度、温度和厚度的幕状气流，用于隔断另一气流，以实现局部送风的目的。空气幕通过产生空气隔层，以减少或阻隔室内外空气的对流，或改变污染空气气流的方向，具有隔热、防虫、防尘和保鲜的功能。

但是在疫情期间，如果人身上携带病原微生物，当其经过空气幕时，身上的病原微生物将被强烈的气流带至较远的区域，从而引起病原微生物的交叉感染，因此疫情期间应暂停空气幕的运行，以减少病原微生物的流动传播。

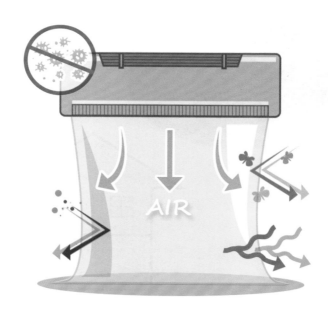

064 —— （三）空调及新风系统

为保障室内空气安全，空调是否可以采用全新风运行？

答：疫情期间，主要任务是防控疫情，通风空调系统的运行策略也应有所改变。为减少室内病原微生物的停留时间，应加大新风量运行，以提供足够的新鲜空气来稀释室内空气。

如果室外空气质量较好，空调系统应采用全新风运行，虽然会增加通风空调系统的能耗，但是可以满足疫情期间防控疫情的卫生标准需要。

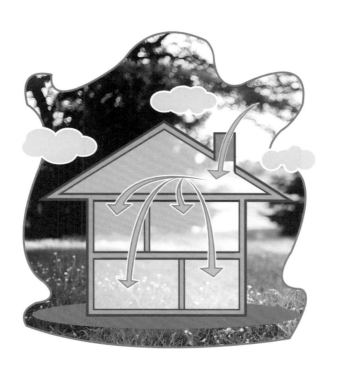

065 —— （三）空调及新风系统

在全空气空调系统采用大新风比运行时，应采取什么措施以确保室外空气有效送入？

答： 疫情期间，通风空调系统往往会采取加大新风量的运行策略，目的是以足够的新鲜空气来稀释室内空气，减少室内病原微生物的停留时间，使室内环境空气质量达到公共卫生健康标准的要求。

当全空气系统采用大新风比运行时，室内压力有所增大，通风空调系统的送风阻力亦有所增加。为降低送风阻力，确保室外空气有效送入室内，应采取加大机械排风或开启部分门窗等相关措施，适当降低室内压力。

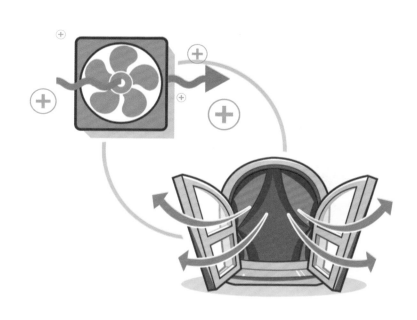

066 —— （三）空调及新风系统

独立的全空气空调系统在人员密集的大空间场所使用时，空调系统的新风量应该如何调节？

答： 全空气系统是完全由空气来承担房间冷（热）负荷的空调系统。对人员较为密集的大空间，在进行通风空调设计时，应考虑人员的群集效应，在满足每人所需新风量设计要求的基础上有所增大，以提供足够的新风量稀释室内环境。

根据相关要求，对采用独立全空气空调系统的大空间，如果人员较为密集，应该在设计最少新风量的基础上增加 1 倍以上的新风量，以解决由于群集效应引起新风量不足的问题。

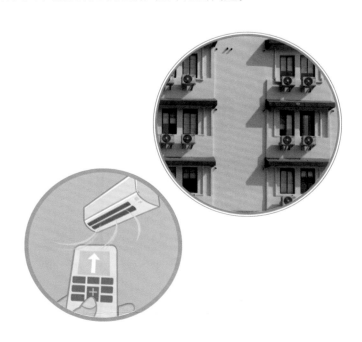

067 —— （三）空调及新风系统

加大新风量后，为满足人体可接受的热舒适需求，冬（夏）季宜适当提高（降低）热源（冷源）温度。若现有冷（热）源不能满足要求，应该采取哪些措施？

答：疫情期间，为保障室内空气质量，往往会采用加大新风运行的策略，以充分稀释室内空气，降低病原微生物传播的可能性。但是加大新风运行会带来一定弊端，即通风空调系统的负荷有所增大，造成原有的冷（热）源供应不足，降低了人员的热舒适性。

为满足加大新风量后人体的热舒适需求，冬季宜适当提高热源温度，夏季宜适当降低冷源温度。当冷（热）源不能满足要求时，应该采用增设辅助加热或降温等改善人体热舒适的技术措施。

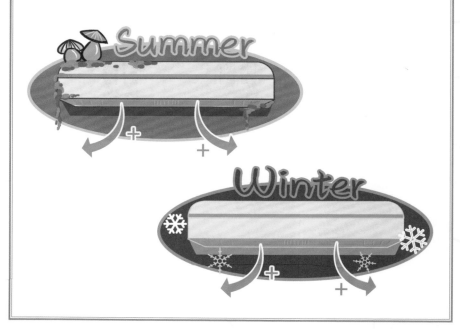

068 —— （三）空调及新风系统

大进深的空间若无供冷 / 供暖需求，应该采取哪种通风方式？

答：建筑物内，供冷 / 供暖需求根据房间不同可能有所不同。有些房间要求必须进行供冷 / 供暖，而有些房间没有供冷 / 供暖需求，但是应满足必要的通风条件，此时应考虑采用复合通风方式（又称多元通风）。

如果大进深的空间没有供冷或供热需求，宜采用复合通风方式来降低通风空调系统的能耗。在建筑外区应尽量利用自然通风条件，采用开启外门、外窗的自然通风方式；内区因受到自然通风条件的限制，宜采用全新风运行的机械通风方式。

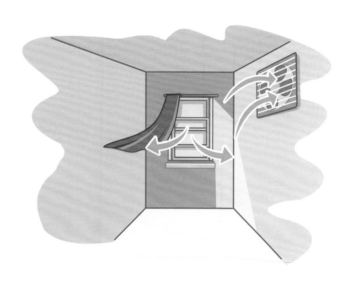

069 —— （三）空调及新风系统

经过排查，若室外取风口的空气安全状况不符合要求，应采取什么措施？

答：空调系统的主要功能是满足对室内环境的温湿度调控，同时为室内环境提供足够的新风，目的是有效稀释室内污染物，保证室内空气安全。所以，新风系统是空调系统的重要组成部分，但是引入新风必须设置取风口，因此取风口处的空气品质至关重要。

取风口作为新风系统的取风位置，其周围的空气品质应达到相关卫生要求，并且不受其他污染源的影响，因此应对取风口的空气安全状况进行排查，若不符合要求，须增加空气净化系统。

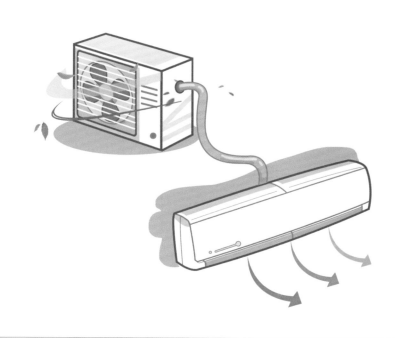

070 —— （三）空调及新风系统

操作人员在更换空调过滤器时应注意哪些事项？

答：过滤器作为通风空调系统的过滤设备，对进入室内的空气起到很好的过滤净化作用，可将室外的病原微生物、灰尘等有害物质阻挡于过滤器内，因此使用过后的过滤器往往携带大量的病原微生物、灰尘等有害物质。

为避免过滤器上携带的有害物质对接触者造成伤害，在更换过滤器时，操作人员应做好自我防护，并把拆除的过滤器密封后放入安全器，然后送至指定场所进行处理，避免造成其他不必要的影响。

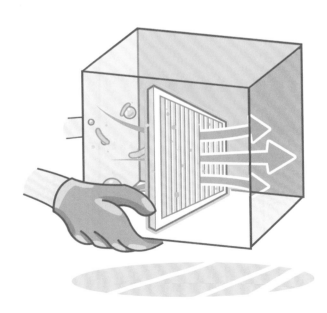

071 —— （四）空气净化器

市场上的家用空气净化器能否对杀灭病原微生物起作用？

答：空气净化器能通过过滤吸附、静电、光催化、等离子等方式除去或者杀灭空气中的颗粒物、气态污染物和微生物。推荐性国家标准《空气净化器》（GB/T 18801—2015）规定"净化器对微生物的去除率应大于等于 50%"。针对不同场所设计的空气净化器的杀菌消毒效果也不同。据报道，医用的空气消毒洁净器能够有效杀灭手术室空气中的自然菌，持续作用可使空气中菌数达到 II 类环境要求，即空气中细菌总数 ≤ 4CFU/（15min·直径 9cm 平皿）。而家用空气净化器虽然达不到医用型空气净化器的杀菌消毒效果，但是对病原微生物有一定的去除作用。

目前市场上所售的家用空气净化器分为复合过滤型和紫外臭氧型。

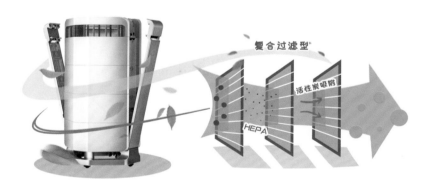

复合过滤型空气净化器内置高效过滤器（HEPA）滤网和活性炭滤网，开启净化器后滤网会对通过的空气进行过滤，将颗粒物及微生物拦截住，然后将过滤后的洁净空气送出；有的复合过滤型空气净化器中还加装了负离子发生器，负离子与空气中少量存在的正离子发生中和反应，释放的能量会改变周围细菌结构，致其死亡。紫外臭氧型空气净化器利用对细菌敏感的紫外线杀菌波段照射空气杀菌。另外，在紫外线照射的同时，会释放一定浓度的臭氧，臭氧可以迅速扩散至整个房间，利用其生物化学氧化反应杀灭空气中的微生物，但若残留的臭氧浓度过高，会对人体造成伤害，所以建议在室内无人的状况下进行空气消毒。

综上所述，部分家用空气净化器能起到一定的杀菌消毒作用。

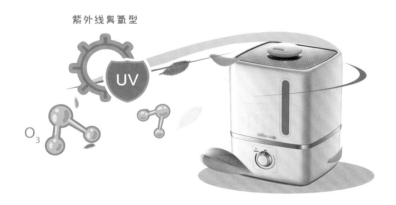

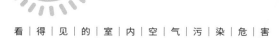
072 —— （四）空气净化器

室内空气净化器摆放在什么位置更合适？

答：空气净化器处理效果与摆放位置有关，为使其更好地发挥作用，应该注意以下几点：

（1）一般情况下，较低处积聚的病毒较多，将空气净化器放在相对较低的地方过滤效果更好，同时周围要留出 30cm 左右的空间。

（2）家里有人吸烟时，空气净化器最好放置在台面上。一方面起装饰作用，另一方面可以更加有效地吸附空气中的烟雾颗粒。

（3）空气净化器与墙面应保持一定距离，便于空气流通。另外，易碎品及盛有液体的器皿不要置于空气净化器旁边。

（4）空气净化器应该放置在空气流通不畅的位置。可促进空气流通取得较好的净化效果，同时对室内的有害气体进行去除。

（5）空气净化器应该摆放在家人活动集中处。白天摆放在书房、客厅等处，以有效保护家人；晚上则放在卧室，以提供健康的睡眠环境。

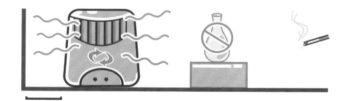

（6）空气净化器应该摆放在有害气体浓度比较高的房间。不同的房间有害气体浓度不一样，空气净化器应尽量放在有害气体浓度高的房间，以降低有害气体浓度。

（7）不要离人太近。空气净化器工作时，周围会有很多有害气体，因此不要离人太近，还要防止儿童接触。

（8）不能放在加湿器旁边。很多用户把加湿器和空气净化器摆在一起使用，但两者放在一起会有干扰。因为加湿器中的水一般都是自来水，其中包含较多的矿物质、杂质和微生物等，这些物质会随水雾吹入空气中从而形成污染源。如果加湿器和空气净化器同时开启，两者需保持足够的距离。

以上是一些比较常用的空气净化器摆放位置注意事项，安装摆放时如果能够注意，室内空气净化效果会大大提升。

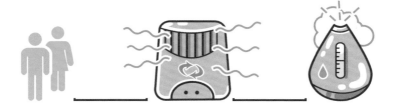

073 —— (五) 其他消毒技术

常用消毒技术是通过什么原理有效灭活室内空气中病原微生物的?

答:室内消毒是用物理或化学方法消灭分散在空气中或停留在其他介质上的病原微生物,阻止和控制传染病的传播。当前常用的室内消毒技术主要有 3 种,即机械消毒、物理消毒、化学消毒。

(1) 机械消毒技术。常用的机械消毒技术有 3 种:

①通风净化技术:采用通风设备引入新风对室内污染空气进行稀释和替换,以达到空气净化的目的。该技术经济环保,但对室外空气质量要求较高。

②吸附技术:利用活性炭的孔隙结构对空气中的有毒气体、颗粒污染物、细菌微生物等进行吸附,缺点是滤料更换频繁、维护成本高。

③过滤技术:利用高级滤材对空气中的悬浮颗粒进行过滤,过滤材料孔径小、净化效率高,但使用成本较高。

(2) 物理消毒技术。常用物理消毒技术有如下两种:

①光催化净化技术:它的主要原理是借助紫外线照射使价带电子与空气中的水分及氧气反应形成活性基团,这种活性基团能够致微生物突变或死亡;同时电离空气中的氧产生臭氧。臭氧能够氧化空气中的细菌和有机污染物,加强消毒作用。这种技术在室温下即可实现空气净化,但不能除尘。

②热力消毒技术:包括火烧、煮沸、流动蒸气、高热蒸气、干热灭菌等,原理是高温能使病原微生物蛋白凝固变性,失去正常代谢机能。

(3) 化学消毒技术。化学消毒是借助化学消毒剂的强氧化性进行杀菌,常用的化学消毒剂有臭氧、酸、醛类、酚类、含氯化合物等。化学消毒剂的杀菌原理是,强氧化剂可以阻止细菌蛋白的合成,从而影响微生物细胞基本代谢,抑制并杀灭病原微生物,最终控制疾病的发生和传播。

074 ——（五）其他消毒技术

在室内喷洒消毒剂后，需要多久才能将空气中的病原微生物有效杀灭？

答：针对呼吸道传染病病原微生物的消毒方法众多，不同的消毒方法对病原微生物的有效杀灭时间不同。采用喷洒消毒剂进行消毒的方法，不同消毒剂的有效杀灭时间也不尽相同。

1% 过氧乙酸距地面 1m 左右，喷雾 1 ~ 2min 即可达到消毒作用。由黄连、板蓝根、金银花、大青叶等作为主要成分配置的消毒液，放入加湿器内，流量调至最大，喷雾消毒 30min 即可达到空气消毒作用。氧化电位水（EOW）是在自来水中加入 0.05% 氯化钠，再通过氧化电位水生成机产生的一种酸化水，杀菌作用强且应用范围广。它能在 15s 内杀死大肠杆菌、绿脓杆菌及金黄色葡萄球菌等致病菌；在 30s 内杀死或灭活乙肝表面抗原、艾滋病毒和单纯疱疹病毒。一般来说，家庭中如果采用气溶胶喷雾消毒，大部分消毒剂在喷雾后 30min 即能完成消毒，此时病原微生物基本都被有效杀灭。

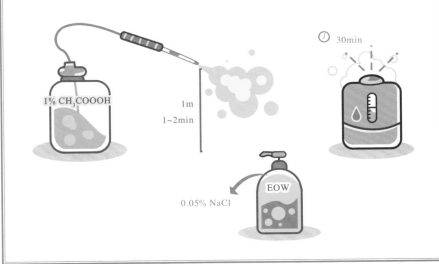

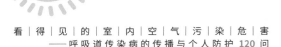

075 ——（五）其他消毒技术

有些空气清新剂标有杀菌作用，是否可以杀灭呼吸道传染病病原微生物？

答：许多空气清新剂都宣传可以起到杀菌作用，喷洒在卫生间等异味较多的地方，既消毒又除味。但是杀菌型空气清新剂不可以作为真正意义上的消毒杀菌产品使用。空气清新剂由乙醇、香精、去离子水等成分组成，它的工作原理也很简单，就是在发出恶臭的物质中加入少量药剂，以强烈的芳香物质隐蔽臭气，或通过化学反应达到除臭目的。空气清新剂不能真正改善空气的质量，因为它的成分不能分解有害气体，难以真正清新空气，也不能作为杀灭呼吸道传染病病原微生物的手段，并且空气清新剂还会造成二次污染。有专家指出，市场上绝大部分常见的空气清新剂，超过 40% 的成分是萜类化合物，这些化合物会与空气中的臭氧反应，生成甲醛和超细微粒（$PM_{0.1}$）。

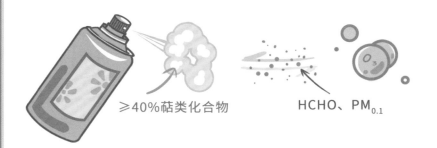

≥40%萜类化合物　　　　　　HCHO、$PM_{0.1}$

076 ——（五）其他消毒技术

增加日照时间是否对灭活室内空气中的病原微生物有促进作用？

答：就目前的研究结果来看，呼吸道传染病具有明显的季节分布特征。冬春季节天气比较寒冷，室内通风不畅，人体免疫力也较为低下，更易发生和传播呼吸道传染病。

环境气候对病原微生物存活的影响因素主要有温度、湿度、日照和大气污染物。通常来说，环境温度或者气候温度越高，病原微生物越难存活。增加日照时间可以在一定程度上促进环境温度增加，此外日照中的紫外线也具有一定的杀菌消毒作用，可以灭活空气中的病原微生物。如果日照时间过少，会减弱紫外线的杀菌消毒作用，也限制了室内通风换气和儿童适当的户外活动，还会使气温进一步降低，从而促进呼吸道传染性疾病的发生。

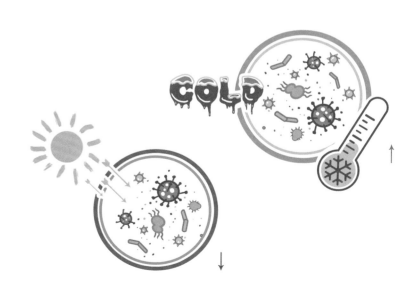

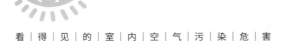

077 ——（五）其他消毒技术

在室内熏蒸食醋或喷洒酒精能否有效阻断呼吸道传染病传播？

答：食用醋中虽含有一定醋酸，但醋酸浓度通常较低，难以起到良好的杀菌消毒效果；而且醋通过熏煮等方式加热，会产生大量的刺鼻气味，若熏醋时间太长、浓度太高，则会让人感到不适，容易引发皮肤疾病、呼吸道疾病等。

酒精消毒及使用方法主要是擦拭、洗手、搓手，以达到消毒的目的。但是向空气中喷洒酒精来进行空气消毒是不行的，也是不可取的。在室内喷洒酒精不能有效地进行空气消毒以阻断呼吸道传染病传播，主要原因如下：

（1）酒精挥发很快，喷洒酒精会加大酒精液滴的比表面积，使其更容易挥发，导致酒精与病原微生物的接触概率非常小，无法灭活病原微生物。

（2）酒精杀灭病原微生物依赖于高浓度，而使用酒精进行喷雾浓度达不到要求，无法杀灭病原微生物以阻断呼吸道传染病传播。

（3）用酒精直接在室内喷洒，酒精挥发至室内达到一定浓度时易发生严重火灾甚至爆炸。

所以，在室内喷洒酒精不能有效阻断呼吸道传染病传播并且是非常不安全的。

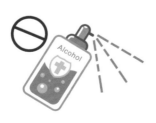

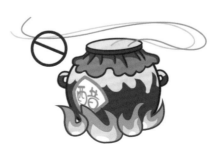

078 ——（五）其他消毒技术

在加湿器中加入食醋，可以起到杀灭空气中病原微生物的作用吗？

答：食醋的消毒实验表明，食醋直接擦拭消毒对物体表面自然菌的杀灭效果优于食醋熏蒸。体积分数为 30% 的食醋溶液对金黄色葡萄球菌、大肠杆菌、白色念珠菌作用 2min 杀灭率可达 99% 以上，而体积分数为 50% 的食醋溶液作用 5min 和 15min 杀灭率均达 100%。

虽然食醋具有一定的杀菌消毒作用，但是不可以在加湿器中加入食醋来进行室内空气消毒。因为在加湿器中加入食醋，不但不会杀灭空气中的病原微生物，还会刺激呼吸道、诱发呼吸道疾病。因此在加湿器中加入食醋来进行空气灭菌的方式是不可取的。

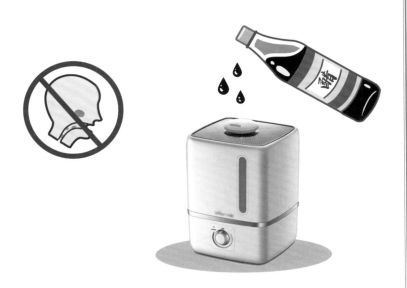

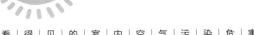

079 ——（五）其他消毒技术

室内绿植能否吸收空气中的呼吸道传染病致病微生物？

答：近年来，绿色植物净化室内空气污染的研究逐渐深入并取得了一些重要成果。研究表明，绿色植物确实可以降低空气中的微生物数量。因为植物能够通过吸附的方式去除细颗粒物，减少微生物载体，从而降低空气中呼吸道传染病致病微生物数量。但是吸附过程有着一定的局限性，并不是一个"主动出击"的结果，当空气中携带致病微生物的颗粒落到植物的叶片上时，才会被粗糙不平的叶片阻滞并被吸附在凹凸不平的缝隙中，从而达到去除的效果。另有研究表明，一些植物能分泌杀菌素，杀死微生物。

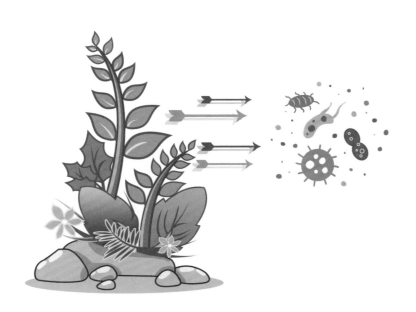

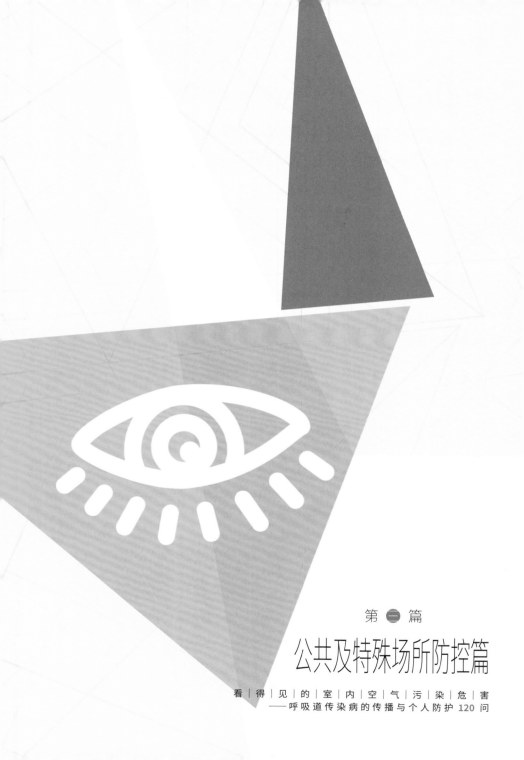

第 一 篇

公共及特殊场所防控篇

看 | 得 | 见 | 的 | 室 | 内 | 空 | 气 | 污 | 染 | 危 | 害
—— 呼 吸 道 传 染 病 的 传 播 与 个 人 防 护 120 问

080 ——（一）公共场所防控

为抑制病原微生物通过空气传播，公共场所应保证怎样的消杀频率？

答： 根据公共场所的不同，为抑制病原微生物通过空气传播的消杀频率也不同，需要消杀的公共场所及其需要的消杀频率如下：

（1）对医院这类敏感型公共场所，结合室内环境实际应采用如下措施：

① 使用电动喷雾器，用 1000mg/L 含氯消毒剂对各病房、诊室、候诊大厅、电梯、走廊及行政区域进行喷洒消毒，1 次 / 天，喷洒完密闭 1h 后开窗通风。

② 为诊室、电梯及隔离病房等相对密闭的空间安装紫外线消毒灯，每日早、中、晚各进行 1 次 1h 的空气消毒。

③ 为改善环境质量，增加空气流通，在患者密度较大或通风不良的环境，增设空气净化消毒机或风扇。

（2）对会议室、办公室、多功能厅等，为抑制病毒通过空气传播，建议每日通风 3 次，每次 20 ～ 30min。可用含有效氯 250 ～ 500mg/L 的含氯消毒剂进行喷洒或擦拭，也可采用消毒湿巾进行擦拭。

（3）对餐厅餐饮场所（区域）、食堂和茶水间类室内场所，应保持室内空气流通，以清洁为主、预防性消毒为辅。餐厅需每日消毒 1 次。餐（饮）具去残渣、清洗后，煮沸或流通蒸汽消毒 15min；或采用热力消毒柜等消毒方式；或采用有效氯含量为 250mg/L 溶液，浸泡消毒 30min，消毒后应将残留消毒剂冲净。

（4）对公共卫生间，应加强空气流通。每日随时进行卫生清洁，保持地面、墙壁清洁，洗手池无污垢，便池无粪便污物积累。卫生洁具可用有效氯含量为 500mg/L 的含氯消毒剂浸泡或擦拭消毒，作用 30min 后，用清水冲洗干净，晾干待用。

081 ——（一）公共场所防控

为有效控制呼吸道传染病传播，火车、飞机等封闭式交通工具是否应当限制客流量？

答：（1）封闭式交通工具会加快呼吸道传染病的扩散，为有效应对呼吸道传染病，限制客流量十分必要。

（2）在公共车辆、飞机、火车等狭小、封闭的空间里，乘客众多，人员复杂，流动性大，致使各种病原微生物极易在此聚集和传播。据国家疾病控制中心调查，没有经过消毒的公共车辆的细菌污染程度，超过国际标准 10 倍以上。一些由呼吸道感染的和由接触感染的病原微生物最容易被传播，这种传播不仅局限于空间内部。病情或疫情甚至可以通过车辆这类载体进行异地传播。

（3）尤其在重大传染病疫情期间，疫情很容易借飞机、火车等交通工具快速远距离传播扩散，其中空气飞沫途径传播动力强，控制难度大。如针对新型冠状病毒肺炎而言，按照密切接触者与病例的不同接触方式，统计分析 2020 年 1 月 21 日至 3 月 6 日宁波市报告的所有确诊病例和无症状感染者信息，结果表明乘坐同一个交通工具接触的感染率高达 11.91%，仅次于与病例同住感染率（13.26%）。

（4）限制客流量能够切实降低人员密度，减少乘坐人员间的相互接触，在一定程度上控制呼吸道传染病的传播。因此，在呼吸道传染病大规模暴发时，应当采取必要的限流措施。

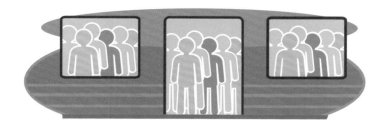

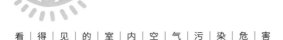

082 ——（一）公共场所防控

疫情期间，公共交通工具应该怎样进行清洁消毒？

答：（1）通风管理。疫情期间，公共交通工具在运行时应加强通风，可采用自然通风或机械通风。短途客车、公交车、出租汽车等有条件开窗的公共交通工具，在温度适宜时，低速行驶或停驶期间应开窗通风，保持空气流通；飞机、高铁、地铁等相对密闭的环境，适当增加空调换风功率，提高换气次数，并注意定期清洁消毒空调送风口、回风口及回风口的过滤网等。

（2）预防性消毒。

①疫情期间，保持公共交通工具卫生整洁，及时清运垃圾，并进行预防性消毒。运行结束后，对交通工具内部物体表面（如车身内壁、司机方向盘、车内扶手、座椅等）采用 250 ～ 500mg/L 的含氯消毒剂或其他有效的消毒剂进行喷洒或擦拭，作用 30min 后用清水擦拭干净；也可采用有效的消毒湿巾进行擦拭。

②座位套等织物应保持清洁，并定期进行洗涤、消毒。织物消毒可使用流通蒸汽或煮沸 30min，也可先用 500mg/L 的含氯消毒剂浸泡 30min，然后进行常规清洗。卧铺中的床单、枕套、被套、垫巾等公共用品，需每客更换或单程终点更换，以保持整洁。一次性使用手套不可重复使用，可重复使用手套应每天清洁，工作服应保持整洁，定期洗涤，必要时进行消毒处理。

③当公共交通工具上有人员呕吐时，应立即采用一次性吸水材料加足量消毒剂（如含氯消毒剂）或消毒干巾对呕吐物进行覆盖消毒。清除呕吐物后，对呕吐物污染的物体表面按①进行消毒处理。

（3）终末消毒。

①当公共交通工具上出现疑似、确诊病例或无症状感染者时，在当地疾病预防控制机构指导下，先进行污染情况评估。无可见污染物时，用 1000mg/L 的含氯消毒剂或 500mg/L 的二氧化氯消毒剂进行喷洒或擦拭消毒，作用 30min 后用清水擦拭干净，或用其他有效的消毒剂按照产品说明书进行消毒。有可见污染物时应先使用一次性吸水材料加 5000 ～ 10000mg/L 的含氯消毒剂（或能达到高水平消毒的消毒干巾）进行覆盖消毒，完全清除污染物后，用 1000mg/L 的含氯消毒剂或 500mg/L 的二氧化氯消毒剂进行喷洒或擦拭消毒，作用 30min 后用清水擦拭干净，或用其他有效的消毒剂按照产品说明书进行消毒。

②织物、坐垫、枕套和床单等物品，疑似、确诊病例和无症状感染者在公共交通工具上产生的生活垃圾，均按医疗废物处理。

③对飞机舱消毒时，消毒剂种类、作用浓度、剂量及操作方法遵循中国民航的有关规定执行。

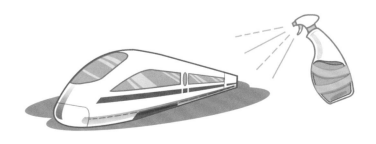

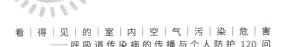

083 —— (一) 公共场所防控

在公共交通工具等密闭空间内，呼吸道传染病患者佩戴口罩是否就不会传染其他人？

答：对患者，口罩可阻挡其在说话、咳嗽、打喷嚏等过程中将含有病原微生物的飞沫喷出；对健康人群，可阻隔含病原微生物的飞沫和气溶胶被吸入，保护呼吸道黏膜免受感染。

有研究表明平时没有佩戴口罩习惯的医务人员的呼吸道感染发生率明显高于有佩戴口罩习惯的医务人员，正确佩戴口罩可以减少呼吸道病毒感染的发生率。

常用的口罩类型包括有呼气阀 N95 口罩、医用防护口罩（N95、KN95）、医用外科口罩、一次性（普通）医用口罩、棉布口罩等。不同口罩的防护效果也不尽相同，有呼气阀 N95 口罩和医用防护口罩的防护效果最好，可以阻挡至少 95% 的小粒径颗粒，能够减少感染概率，但这也意味着阻挡效果并非百分之百，因此不能说传染性呼吸道疾病患者佩戴口罩就一定不会传染其他人。

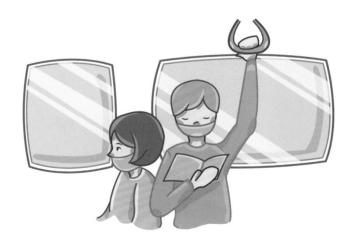

084 ——（一）公共场所防控

疫情期间，公共交通工具个人防护技术要求有哪些？

答：（1）工作人员。

①疫情期间，工作人员按工作要求，穿工作服，戴口罩、手套等。

②每日做好自我健康监测，确保在岗期间身体状况良好。当身体不适时，应立即报告所在单位，并及时就医。

③加强手卫生。有可见污染物时，用洗手液（或肥皂）在流动水下按"六步洗手法"清洁双手；无可见污染物时，用洗手液（或肥皂）在流动水下按"六步洗手法"清洁双手，或用速干手消毒剂（或其他有效的手消毒剂）揉搓双手。

④负责日常清洁消毒的工作人员，配制和使用消毒剂时还应做好化学消毒剂的个人防护。

⑤当有疑似、确诊病例或无症状感染者出现时，应在专业人员指导下进行个人防护。

（2）旅行人员。

①乘坐公共交通工具时，应按相关要求戴口罩，旅行结束后及时弃用。旅途中尽量避免触碰公共物品，同时加强手部卫生。有条件时，可随身携带速干手消毒剂或其他有效的手消毒剂。

②乘坐公共交通工具时，还应注意与他人保持距离，有条件时，相互间距保持在 1m 以上。

③当有疑似、确诊病例或无症状感染者出现时，应听从工作人员指令，做好个人防护，不得私自离开。

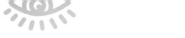
085 ——（一）公共场所防控

公共厕所是否应当始终保持排风扇开启状态？

答：公共厕所有传播传染性疾病的风险。传染性疾病的传播途径主要是呼吸道飞沫传播和接触传播。如果公共厕所里的人比较多，传染性疾病有可能通过呼吸道飞沫进行传播。公共厕所里面有很多公用品，包括门把手、坐便器、水龙头，使传染性疾病有可能通过接触传播。

根据《城市公共厕所设计标准》（CJJ 14—2016）的相关要求，公共厕所的通风设计应符合下列规定：

（1）应优先考虑自然通风，当自然通风不能满足要求时应增设机械通风。通风量的计算应根据厕位数以坐位、蹲位不小于 $40m^3/h$、站位不小于 $20m^3/h$ 和保证厕所间的通风换气频率为 5 次/h 分别进行计算，取其中大值为计算结果。

（2）寒冷、严寒地区，大、小便间宜设附墙垂直通风道。

（3）机械通风的通风口位置应根据气流组织设计的结果布置。

（4）公共厕所排水管道的主干管应设通气管，通气管宜采用塑料排水管，管径不应小于 75mm。

由于公共卫生间长期处在阴凉潮湿的环境下，对封闭、透气性不好、空气对流速率小的卫生间，开启排风扇可以保证卫生间空气流通，排出异味和潮湿气体。如果是使用排风扇的公共厕所，建议保持排风扇开启状态，即使是在寒冷冬天，排风扇一般也应保持常开状态。

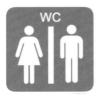

086 ——（二）其他特殊场所防控

隔离病房中新风换气次数应达多少才能有效避免呼吸道传染病的传播？

答： 通风能够有效降低感染率，但是加大通风同样会带来风机负载过高、能耗增大，以及管道、过滤器的压降升高等各方面的问题。隔离病房标准或指南中对新风的最低换气次数要求较高，达 12 次 /h。大的通风量不仅能够快速稀释感染者所呼出的飞沫核从而降低感染率，而且能快速移除室内污染物，使室内污染物浓度快速下降。

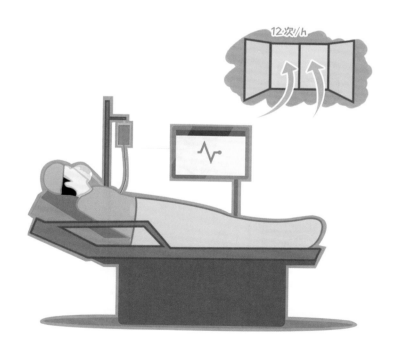

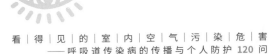
087 ——(二)其他特殊场所防控

垃圾收集间、公共卫生间及设于建筑内的污水池、隔油池的室内环境应保持合理的负压控制，排风系统如何运行？

答：垃圾收集间、公共卫生间及设于建筑内的污水池、隔油池等室内环境的病原微生物或者污染物浓度较高，应及时将室内污染物排出。这些场所往往通过负压通风方式保持室内合理负压，使外界气流可以持续地进入室内，受污染的室内空气经排风系统处理后排出室外，使室内污染物达到公共卫生健康标准的要求。

由于垃圾收集间、公共卫生间及建筑物内的污水池、隔油池等的病原微生物或污染物是持续产生的，为减少病原微生物或污染物在室内滞留和积累，其排风系统宜 24h 开启，并保持室内合理的负压控制。

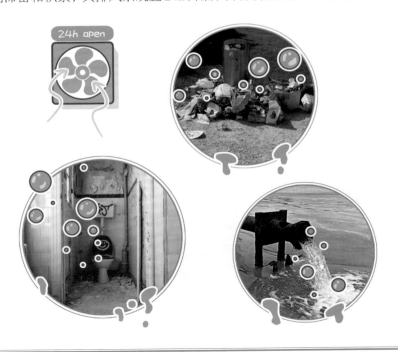

088 ——（二）其他特殊场所防控

垃圾收集间及设于建筑内的污水池、隔油池等有可能造成病原微生物传播的风险，其通风换气次数应为多少？

答：垃圾收集间及设于建筑内的污水池、隔油池等室内环境与公共卫生间非常相似，即室内病原微生物或者污染物浓度较高，室内采用负压通风方式，保持合理的负压控制。根据相关要求和设计标准，垃圾收集间的排风换气次数不应少于 10 次 /h，污水池及隔油池的排风换气次数不宜少于 20 次 /h。

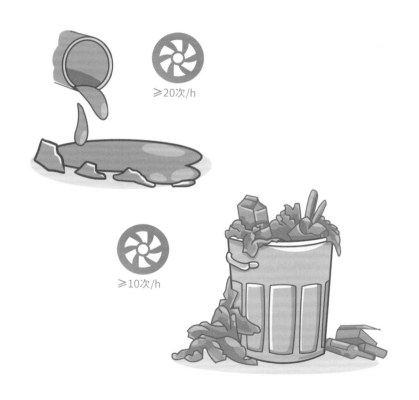

≥20次/h

≥10次/h

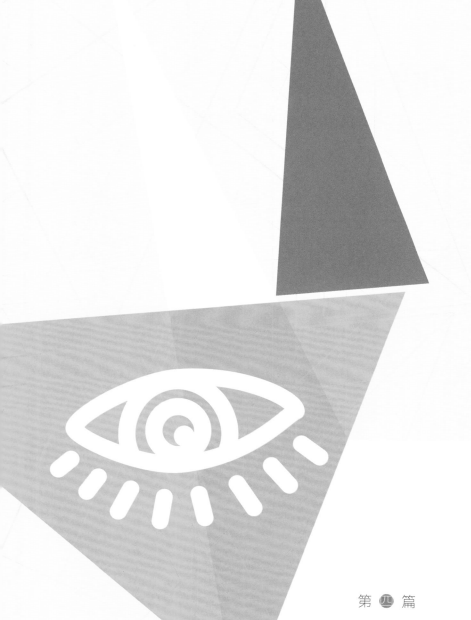

第 四 篇

公共及居住建筑通风空调系统设计篇

看｜得｜见｜的｜室｜内｜空｜气｜污｜染｜危｜害
——呼吸道传染病的传播与个人防护 120 问

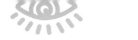

089

空调系统冷热末端一般包括哪些设备？

答： 冷热末端是指通风空调系统的末端换热设备，一般包括冷风末端和热风末端。它们往往被直接设置于室内，主要任务是将冷量或者热量送到供冷或供暖房间，用于控制室内环境的温度和湿度。冷热末端设备主要包括风机盘管、散热器、辐射末端、多联机的室内机、分体空调等。

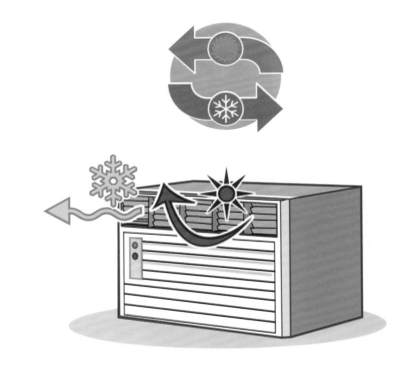

090

建筑及通风空调系统设计时如何遵循"平疫结合"设计原则？

答："平疫结合"是指在建筑及通风空调系统设计时兼顾如下两个方面：一是通风空调系统能在正常使用工况下高效运行；二是能在疫情突发情况下正常使用，降低病原微生物的传播风险。

在正常使用工况下，往往在设计工况下运行，系统运行效率较高，应满足相关节能设计标准的要求，实现节能运行。

当疫情发生时，通风空调系统应能从正常使用工况下快速提高空气过滤效率及室内通风效率，避免病原微生物的交叉感染等，实现快速功能转化，降低传播风险，保障室内空气安全。

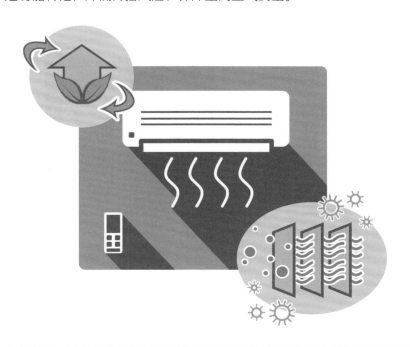

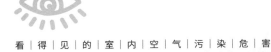
091

室内自然通风需要进行合理的气流组织，若达不到设计要求，应采取什么技术措施？

答：自然通风与风压和热压密切相关。建筑的平面、立面、门窗位置及朝向等因素对其影响较大，往往使自然通风不稳定，因此合理组织室内自然通风需要考虑上述多种因素的影响。此外，两户之间有可能存在外窗相对的情况，若两户之间相对的外窗间距较小，不能判断是否影响室内自然通风条件，应该通过数值模拟进行计算确定。

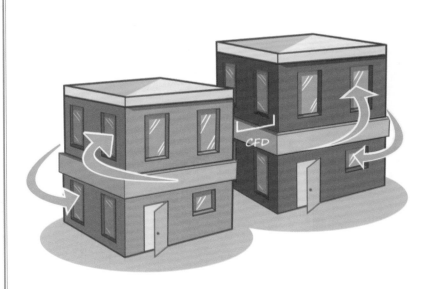

092

为保持公共建筑良好的自然通风能力，在公共建筑设计时应注意控制哪些建筑要素？

答：自然通风虽然不产生能耗，但是自然通风不易控制，有时风量不足，并且实现良好的自然通风需要考虑很多因素。即使是建筑外围的房间，实现自然通风都要考虑众多因素，当建筑体量和进深过大时，势必会使部分主要功能房间设置于建筑内部，而建筑内部的房间与外界环境几乎没有接触，实现自然通风更为困难。

因此若要尽可能地利用自然通风条件，在进行公共建筑设计时应适当控制建筑的体量、进深，使主要功能房间尽可能布置于建筑外围，并设置可开启的外窗，为主要功能房间创造能够实现良好自然通风的条件。

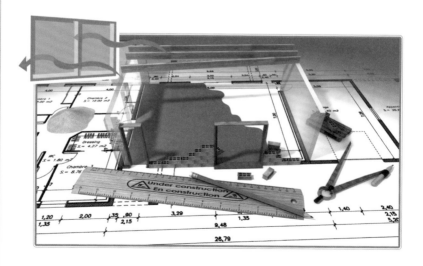

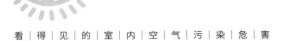
093

若采用中央空调送风，且房间无可开启的外窗，其室内所需新风量应该如何设计？

答：空调系统除了满足对室内环境的温、湿度控制以外，还须给环境提供足够的室外新鲜空气（简称新风）。从室外引入室内的新鲜空气量称为新风量，它是衡量室内空气质量的重要指标，直接决定室内空气的流通和空气污染的程度。

对建筑室内空气防疫设计，对人均新风量的规定实质上反映了室内有害物的稀释倍数或者稀释浓度问题。若房间没有可以开启的外窗，当室内空调系统采用的是集中式空调送风形式时，根据住房城乡建设部办公厅颁布的《公共及居住建筑室内空气环境防疫设计与安全保障指南（试行）》，新风系统设计时宜满足所需新风量 60m³/（h·人）的使用工况要求，以保障疫情期处于无外窗房间或较为密闭性空间内的人员健康。

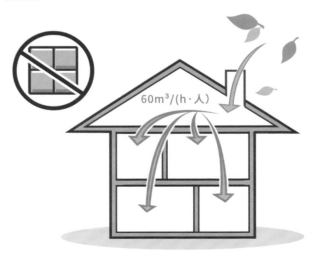

094

若自然通风受到限制，在通风空调系统设计时应采取哪些措施，以应对疫情期间通风量有所增大的情况？

答： 自然通风无须机械动力，而且在适宜的条件下又能获得巨大的通风换气量，是一种简单经济的通风方式。

为降低通风空调系统的运行能耗，在对建筑物主要功能房间的通风空调系统进行设计时应尽量利用自然通风条件，目的是降低通风空调系统的运行能耗；若自然通风条件受限，在通风空调系统设计时应使整个通风空调系统具备增大新风量和（或）加强循环空气过滤、净化等措施的能力。

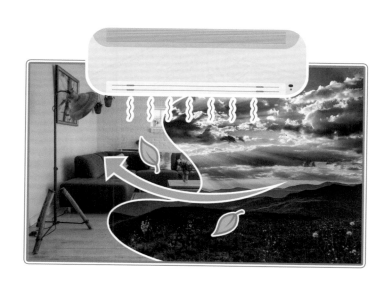

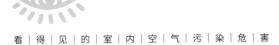

095

设计公共建筑空调系统时，应按照什么原则进行系统分区？不同系统区域应如何进行调节？

答: 公共建筑空调系统主要是为建筑物内的房间提供冷量或热量，对室内的温度、湿度进行合理调控，使室内环境达到满足人员舒适性要求的范围，同时为室内提供足够的新鲜空气。但是公共建筑的使用功能和人员密度差异较大，使不同区域的负荷差异、空气调节需求差异较大。

因此，在进行通风空调设计时应根据建筑使用功能和人员密度差异进行分区，使使用功能和人员密度相近的区域（例如办公区域、接待区域等）由统一的空调系统进行调控，为满足公共建筑各个区域使用时间和需求，不同区域应能按照需求独立调控。

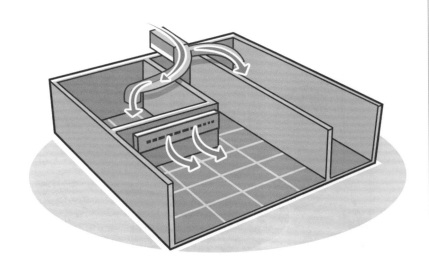

096

为了对过滤器进行消毒处理，若条件允许，可在全空气空调系统的什么部位增设紫外线消毒装置？

答： 全空气系统中空调箱的过滤器承担着空气过滤的任务，在空气进入室内之前需对有害的病原微生物、灰尘等进行过滤，因此过滤器的迎风面一般会积累大量的病原微生物等有害物质。

如果有条件，可以在全空气系统的空调箱过滤器迎风面增设紫外线消毒装置，对过滤器表面进行消毒处理。一些文献建议每平方米不少于 1.5W，作用时间不少于 30min，设置紫外线消毒装置时应避免紫外线泄漏。

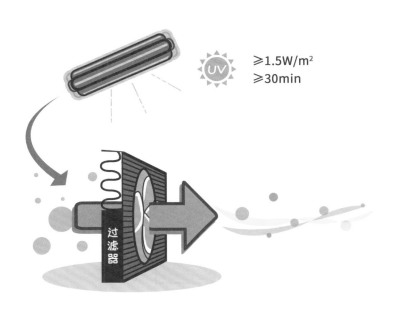

097

呼吸道传染病疫情期间，人员密集场所的新风量有所增大，全空气空调系统的新风管道及取风口面积应满足什么要求？

答：在疫情期间，为满足防疫卫生需求，人员密集的场所往往需要加大新风量的引入，以稀释室内空气，阻止病原微生物的传播。

对全空气空调系统，平时运行工况时，新风量需满足通风空调设计要求。疫情期间为改善室内环境需要增大新风量，因此在进行通风空调设计时，系统的新风管道及取风口面积应该兼顾平时使用和疫情期间的使用情况，系统的新风管道及取风口面积不宜过小，根据相关要求应达到可取新风量不少于 70% 设计送风量的要求，以满足疫情期间加大新风量运行的需求。

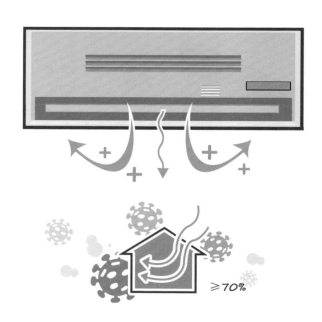

098

为防止疫情扩散，若通风空调系统装有集中排风热回收系统，应采取什么措施以保障新风质量？

答： 为降低通风空调系统的运行能耗，往往采用将引进的新风和室内空气回风进行混合或换热的措施，提高（降低）新风温度，即利用集中排风热回收系统减少空调能耗，随之而来的问题是增加了新风和回风相互影响的可能。

疫情发生期间,送入室内的空气应达到公共卫生健康标准的要求。集中排风热回收系统中的转轮热回收装置或者存在排风侧向新风侧漏风隐患的其他热回收装置使新风受到回风影响，不能保证新风质量，易造成病毒交叉感染，故公共建筑应停止转轮热回收装置或存在排风侧向新风侧漏风隐患的其他热回收装置，使新风和排风从对应的旁通管道通过，减少两者之间的影响。

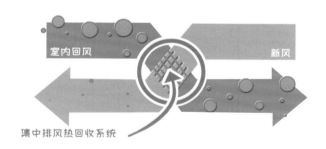

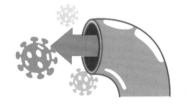
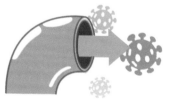

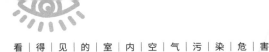

099

呼吸道传染病疫情期间，若公共建筑中装有集中排风热回收系统，应采取哪些措施以降低交叉感染的风险？

答：为降低空调能耗，建筑物从室外引进新风，通过集中排风热回收系统的热交换装置时，与室内回风进行热交换，从而提高（降低）新风温度，减少室内能耗。因此，建筑物引进的新风可能受到回风的影响，使空气品质有所降低。

疫情发生期间，通风空调系统送入室内的空气应达到公共卫生健康要求，由于集中排风热回收系统可增加病原微生物交叉感染的途径，为避免回风影响新风的空气品质，公共建筑应关闭集中排风热回收系统，并设置新风、排风旁通管道，使新风、排风独立通过，而不相互影响。

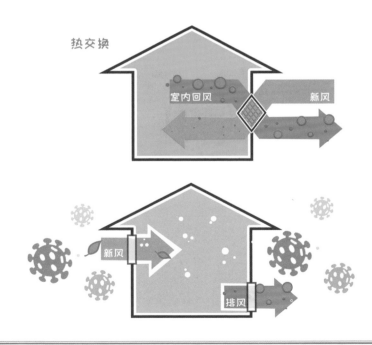

100

服务多个房间的全空气空调系统，在设备选型时宜预留何种技术条件，以应对疫情突发的情况？

答：集中空调系统及新风系统的主要任务是控制室内的温湿度环境，同时为室内的通风换气提供足够的新鲜空气，保障室内空气安全。为有效阻止病原微生物进入室内，应对进入室内的冷（热）风及新风进行必要的、有效的过滤措施。

对全空气空调系统而言，它可能为多个房间提供冷量或热量，以调控室内温湿度环境。当疫情发生时，相比正常使用工况，往往需要增大新风量以加大对室内空气的稀释，同时为防止病原微生物通过输配管道进入室内，原有的过滤设施可能无法达到公共卫生健康条件的相关要求，为满足平时使用和疫情期间使用的需求，应为更换或增设高、中效以上级别的过滤器预留技术条件。

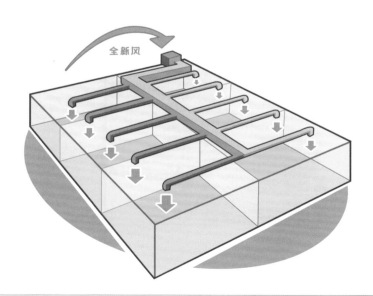

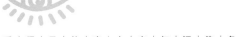
101

通风空调管道宜采用什么输配技术？室内气流组织方式的选择原则是什么？

答： 管网输配技术是将通风空调系统制造的冷（热）量从冷（热）源送入室内的重要技术保障，输配管网的阻力对有效供冷（热）有重要影响，直接影响着整个空调系统的运行能耗，因此在进行通风空调系统设计时应采用低阻力管网输配技术。

气流组织主要包括置换通风、混合通风及个性化送风等气流组织形式。气流组织对室内环境的空气品质具有重要影响，因此在进行室内气流组织设计时应该采用高效的通风气流组织方式。

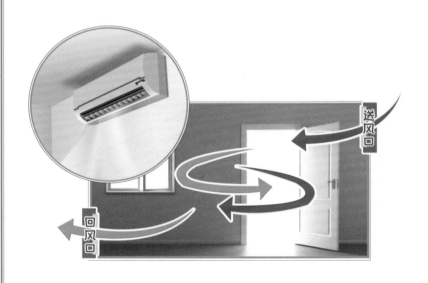

102

在布置室外空气取风口时，应注意哪些方面的影响？

　　答： 通风空调系统的主要功能是对室内环境的温湿度进行调控，同时为室内环境提供足够的新风。新风是从室外引入室内的新鲜空气，可以有效稀释室内的污染物。从室外向室内引入空气就必须设置取风口。

　　取风口作为新风系统的取风位置，其所处地点的空气品质直接决定了新风品质，最终会影响室内环境的空气品质，因此室外空气取风口应合理设置，避免取风口所吸入的空气受其他污染源的影响。

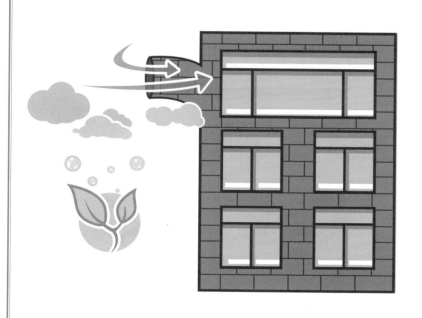

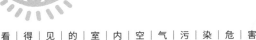
103

公共及居住建筑的新风系统、空调系统及卫生间的排风系统应满足哪些要求方可使用？

　　答：通风空调系统主要由新风系统、空气调节系统及排风系统等组成。新风系统主要作用是引入室外新鲜空气；空调系统负责调控室内空气的温、湿度；排风系统能够有组织地将室内污染空气排出室外。因此，通风空调系统往往比较复杂。

　　对公共建筑及居住建筑，如果通风空调系统不能满足设计要求，将对室内人员的舒适性和身心健康造成直接影响，因此在通风空调系统使用之前应对新风系统、空调系统与卫生间排风系统进行调试，调试合格后方可使用，以确保送入每个房间的室外空气量和卫生间的排风量满足设计和卫生规范要求。

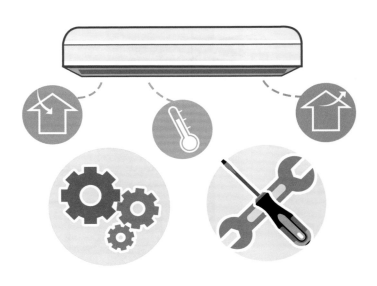

104

室内空气环境要求较高的场所，在进行空调系统设计时应采取哪些措施以保障室内空气的安全？

答： 设置通风空调系统的目的是调控室内温、湿度环境，并为室内通风换气提供足够的新鲜空气，以满足室内人员舒适性要求及生产工艺要求。

由于生产工艺的要求，有些场合对室内空气环境的品质要求较高，例如手术室、洁净室等。针对这种情况，应对通风空调系统增加一定的空气净化措施，以保障室内空气环境的安全，这些措施主要包括新风过滤、空气净化、功能涂料、高效气流组织、压力控制等病原微生物传播阻断技术，保障室内空气安全。

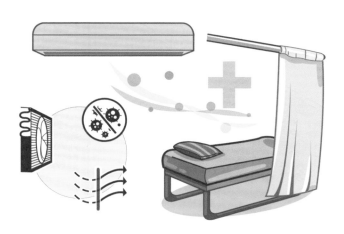

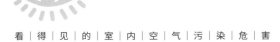

105

呼吸道传染病医院应如何分区和布局以避免交叉感染问题？

  答：传染病医院的隔离区应划分为清洁区、半污染区及污染区，需要保证空气在清洁区、半污染区及污染区之间不能对流，各区之间的缓冲区域均要设置非手触式流动水洗手设备或快速手消毒剂；各区域应有明显的标识和界限，时刻提醒工作人员严格遵守隔离规范。

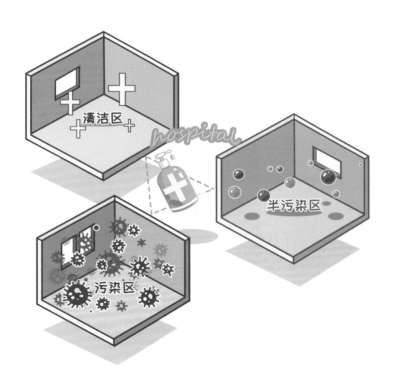

106

为尽量阻断病原微生物的传播，公共卫生间的环境应保持负压，其换气次数应达到什么要求？

答： 由于公共卫生间的病原微生物浓度较高，室内空气应经过处理达标后排出室外，公共卫生间往往通过保持合理的负压条件，实现负压通风，使外界新鲜空气持续地进入公共卫生间，达到通风换气的目的。公共卫生间负压通风在达到以下要求时，可以有效防止病原微生物对外传播：①保证使用人次较少的卫生间换气次数不应少于10次/h；②使用人次较多的卫生间换气次数不宜少于20次/h。

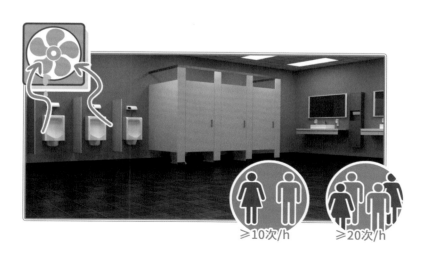

≥10次/h   ≥20次/h

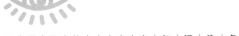
107

若公共地下空间排风口（排风亭）邻近人员活动区，应采取什么措施？

答：若要排出室内污浊的空气，需设置必要的排风口（排风亭），但是排风口（排风亭）的位置需要谨慎选取。

对公共地下空间，为满足地下空间室内空气要求，亦需设置排风口（排风亭），其位置可能因为空间限制而邻近人员活动区域，这时应在排风口设置隔离装置，避免人员靠近，以保证该活动区域的人员身体健康不受影响。

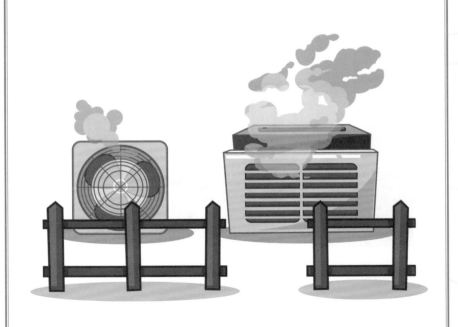

108

在清洁间、垃圾间等人员停留、通风换气不良的场所，如何设置紫外线消毒装置？

答：清洁间、垃圾间等人员不经常停留且通风换气不良的场所，室内环境病原微生物和污染物浓度较高，会对工作人员的健康造成伤害，应对室内采取通风或者消毒措施。

根据清洁间、垃圾间等场所人员停留较短的特点，可在适当位置设置紫外线消毒装置，但是应将消毒装置的开关设于室外，并设置明显的警示标志。为避免紫外线伤害，人员进入之前应及时关闭。

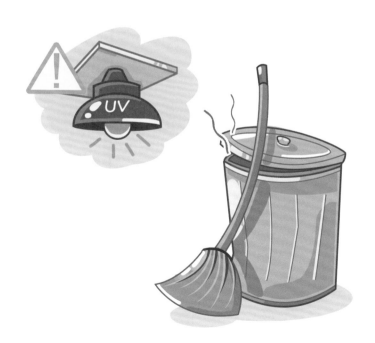

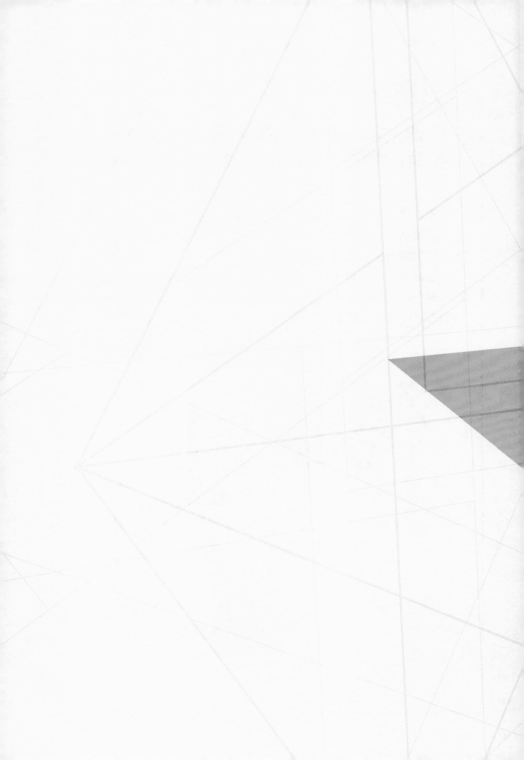

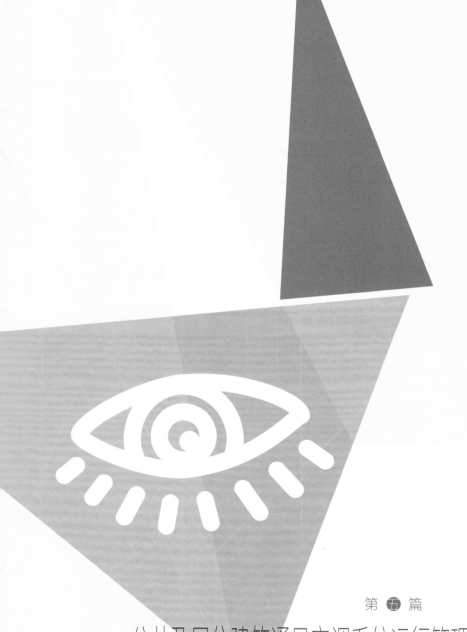

第 五 篇

公共及居住建筑通风空调系统运行管理篇

看 | 得 | 见 | 的 | 室 | 内 | 空 | 气 | 污 | 染 | 危 | 害
—— 呼吸道传染病的传播与个人防护 120 问

109

呼吸道传染病疫情期间，当地区风险等级为中风险等级或高风险等级时，建筑物内的人员密度应分别达到什么要求？

答： 疫情期间，除对进入建筑的人员加强筛查外，还应控制进入建筑物内的人员数量，通过控制人员数量来降低建筑物内的人员密度，最终达到降低病原微生物互相传播的目的。

对公共建筑物，人员来源较为复杂，携带病原微生物的可能性相对较高。建筑卫生行政主管部门应根据当地疫情风险等级在建筑物进出口设置人员数量检测系统，以控制建筑物内的人员密度。根据相关要求，当疫情风险等级为中级时，宜将人员密度控制在日常人员密度的 50% 以下；高风险等级时，宜将人员密度控制在日常人员密度的 20% 以下。

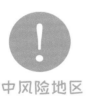

中风险地区

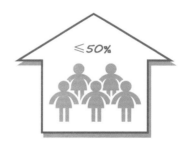

高风险地区

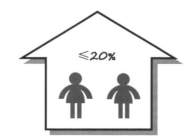

110

呼吸道传染病疫情期间，为保证出入人员的安全，应对公共建筑或居住建筑的楼梯间采取哪些通风措施？

答： 由于电梯空间狭小且较为封闭，通风换气不良，空气流通差，容易造成病原微生物等有害物质滞留，疫情期间，应尽量使用楼梯，降低疫情扩散风险。

但是当楼梯间使用频率增大时，应对楼梯间增大通风量，减少病原微生物滞留。故楼梯间若有外窗，应将楼梯间外窗保持开启，以保证良好的通风效果。

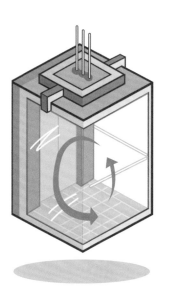
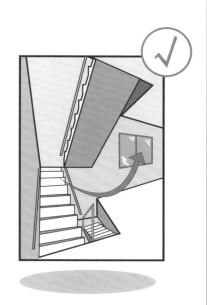

111

当呼吸道传染病疫情发生时，为保障室内空气安全，在人员进入建筑物之前应采取哪些措施？

答： 当疫情发生时，对通风空调系统而言，运行策略应做如下改变：加大新风量运行以稀释室内空气、增强空气过滤、加强消毒措施，以保障室内空气的安全。对进入建筑物的人员而言，其是否携带病原微生物并不能确定，建筑物内人员的流通会增加交叉感染的风险。

为保证室内环境的安全，阻止病原微生物携带者进入建筑物内，应对进入建筑物的所有人员加强排查，并且减少人员之间的相互接触，硬件设施应定期消毒以减少病原微生物的直接或间接传播。

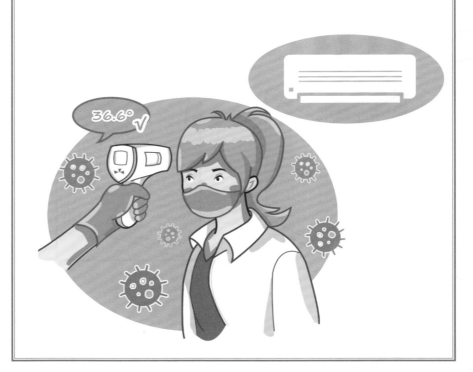

112

呼吸道传染病疫情期间，地下停车场排风系统应该如何运行？

答：地下停车场的使用时段往往和人员活动有关，例如在人员上下班期间使用较为频繁，而晚上使用频率往往不高。因此，受汽车尾气排放、人员携带病原微生物等因素的影响，地下停车场白天污染物浓度较高，晚上污染物浓度较低。

根据上述地下停车场内空气环境特点及相关标准要求，其排风系统宜在每天 8：00—20：00 时间段内连续运行，以有效保障停车场内空气环境安全。

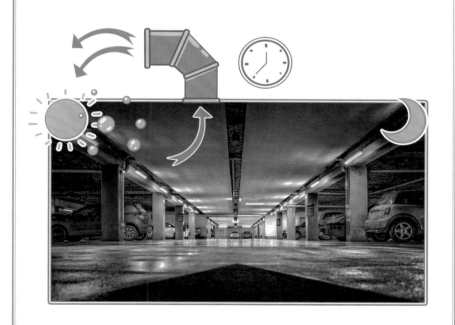

113

建筑物内一旦出现呼吸道传播疾病（卫生行政主管部门公布的甲、乙类传染病）的患者，应对通风空调系统采取哪些措施后方可重新启用？

答：建筑物内一旦出现卫生行政主管部门公布的甲、乙类传染病中呼吸道传播疾病的患者，其携带的病原微生物很有可能已经扩散到空气中，并通过空气传播被室内其他人员吸入呼吸道进而造成感染。另外病原微生物会通过正在运行的通风空调系统，到达输配管路的内部，然后通过送风系统进入每个房间，使病原微生物感染其他室内人员，即病原微生物交叉感染。

因此，建筑管理单位在建筑物内一旦发现甲、乙类传染病中呼吸道传播疾病的患者，应及时关闭空调系统，按照卫生行政主管部门的要求，对通风空调设备和管道表面进行全面消毒，经卫生学评价合格后方可重新启用。

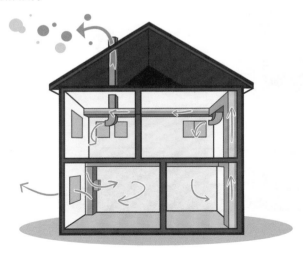

114

建筑管理单位为保障室内空气环境安全，应如何制定应急预案及管理措施？

答：建筑物外部的大气环境会对室内的空气环境造成影响，外部环境的疫情风险等级也会对建筑物的室内环境产生影响，这是制定保障室内环境安全策略的重要信息。因此，建筑管理单位应及时跟踪卫生行政主管部门及政府媒体公布的疫情信息，并以此制定保障室内空气环境安全的应急预案及管理措施。

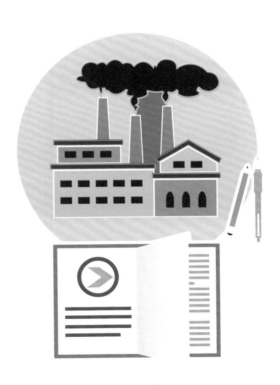

115

为确保通风空调系统正常运行，建筑管理单位应该采取哪些技术措施？

答：通风空调系统往往是长时间运行的，承担着室内的通风、空气调节或供暖的任务，对室内的环境保障起决定性作用。不同的通风空调系统往往有自身的形式和运行特点，应根据通风空调系统的自身特点，制定运行管理和维护策略。

因此，建筑管理单位应充分了解通风空调系统的形式和构成，制定相应的运行管理制度、维护保养方案和清洗消毒计划，并配置必要的检测仪表；指定运行管理人员对制冷、制热、空调、通风设备和系统进行定期检查维护并做好运行管理记录，确保其正常运行。

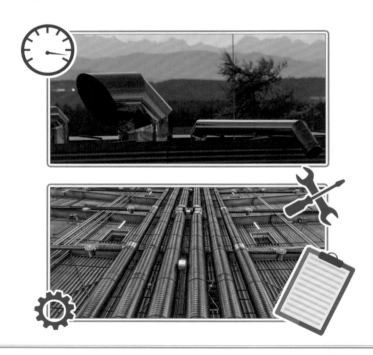

116

为确保运行管理人员合格上岗，建筑管理单位应采取什么措施？

答：建筑通风空调系统的运行往往比较复杂，如果运行管理人员不经过专业培训，当通风空调系统出现故障时，便不能及时处理，可能造成不可逆的更大故障，甚至带来更大的经济损失。

因此，运行管理人员须经过专业培训，合格后方可上岗，同时建筑管理单位应建立和健全运行管理人员的培训制度，并建立相关档案，以备相关部门监督检查。

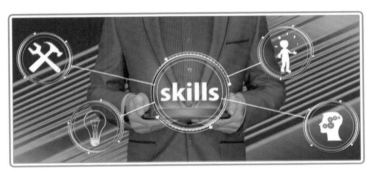

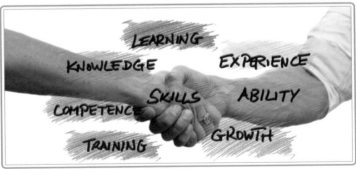

117

呼吸道传染病疫情期间，除正常运行管理记录外，对通风空调系统的运行管理记录还应增加哪些内容？

答：疫情期间，对通风空调系统的运行维护情况更加严格，目的是防止病原微生物通过通风空调系统进入建筑物内。

因此在疫情期间，除做正常运行管理记录外，还应该对系统设施及设备等关键部位进行消毒的情况、应急预案及管理措施的实施情况、紧急事件的处理及结果等情况进行详细记录，确保运行记录填写详细、准确、清楚，并且应有填写人签名和管理人审核，以备相关部门监督检查。

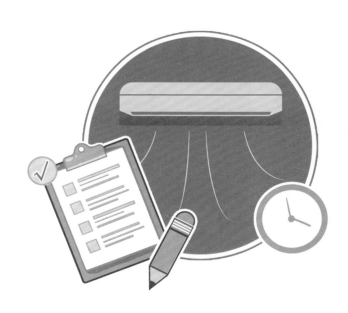

118

为提高管理效率，建筑管理单位可以采取怎样的运行管理手段？

答：数字化管理手段是目前逐渐普及的高效率管理手段，可以实现实时管理，并对空调通风系统的运行情况实现信息共享，有助于提高运行管理部门的管理效率。

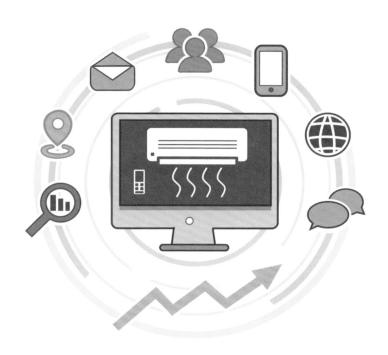

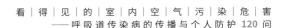

119

室内空气环境防疫一般包括哪些技术措施？

答：室内空气环境防疫是指在疫情期间，为应对呼吸道传染病的传播，建设管理部门对建筑环境采取的通风稀释、空气净化、设施消毒等一系列防疫措施，以保障室内空气环境的安全。故室内空气环境防疫一般包括通风稀释、空气净化、设施消毒等室内空气环境控制技术及策略。

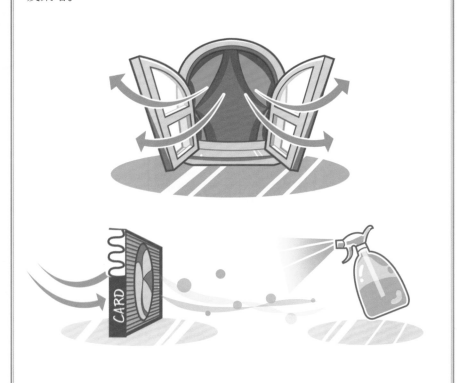

120

疫情风险等级是如何划分的?

答: 根据疫情实际情况和发展态势, 综合考虑新增和累计确诊病例数等因素, 以县市区为单位, 将有疫情风险的区域划分为低风险区、中风险区、高风险区, 分别对应疫情风险等级的低风险等级、中风险等级、高风险等级。风险等级每 7 天调整一次。

低风险地区　　　　中风险地区　　　　高风险地区

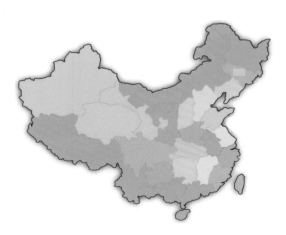

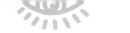
附 录

公共及居住建筑室内空气环境
防疫设计与安全保障指南
（试行）

中华人民共和国住房和城乡建设部

2020 年 5 月

附　录

前　言

公共及居住建筑室内空气环境防疫设计与安全保障指南（试行）（简称本指南）由中国工程院组织西安建筑科技大学等单位编写。编制组在编制过程中，进行了广泛深入的调查，参考了国内外相关规范标准，总结了新冠病毒防控实践经验，研究制定了公共及居住建筑室内空气环境防疫设计及应急技术措施，并在广泛征求意见的基础上，对一些重要问题进行了反复讨论，最后经审查定稿形成本指南。

本指南共分5章，主要内容包括：总则、术语及定义、室内空气环境防疫设计、疫情期间室内空气环境防疫应急技术措施、管理规章制度，并附引用标准名录。

本指南由住房城乡建设部负责管理，由西安建筑科技大学负责具体技术内容的解释。执行过程中，如有意见或建议，请寄送西安建筑科技大学（地址：西安市碑林区雁塔路13号西安建筑科技大学建筑设备科学与工程学院。邮编：710055）。

主编单位：西安建筑科技大学

参编单位：中国人民解放军火箭军工程大学
　　　　　中国建筑设计研究院有限公司
　　　　　中国建筑西南设计研究院有限公司
　　　　　上海大学
　　　　　天津大学
　　　　　清华大学
　　　　　浙江大学
　　　　　兰州大学
　　　　　中铁第四勘察设计院集团有限公司
　　　　　中国人民解放军总医院
　　　　　中国建筑西北设计研究院有限公司

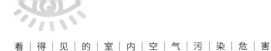

附 录

主要起草人：侯立安　李安桂　潘云钢　戎向阳　吴明红
　　　　　　陈冠益　席劲瑛　张　林　王　博　车轮飞
　　　　　　徐国纲　王　谦　高　然

主要审查人：陶文铨　罗继杰　徐　伟　李先庭　徐宏庆
　　　　　　伍小亭　李百战　李著萱　朱天乐　林　晗
　　　　　　马伟骏　李健辉　王寿轩

附　录

目　次

Contents

附　录

1　总则

1.1　为贯彻国家卫生防疫的法律法规和方针政策，有效保障室内空气环境安全，减少呼吸道传染病在疫情期间的传播风险，确保人民群众的生命安全，特制定本指南。

1.2　本指南适用于新建、扩建、改建的公共及居住建筑室内空气环境防疫设计及疫情期间室内空气环境安全保障，不适用于医疗建筑。

1.3　公共及居住建筑的室内空气环境防疫设计及疫情期间室内空气安全保障除符合本指南的规定外，尚应符合现行国家和行业标准的规定。

附　录

2　术语及定义

2.1　室内空气环境防疫 epidemic prevention and control for indoor air environment

为应对呼吸道传染病传播，对建筑所采取的通风稀释、空气净化、设施消毒等室内空气环境控制技术及策略的总称。

2.2　通风稀释 ventilation dilution

引入室外空气或经过净化的空气，通过气流组织的合理分配，降低室内病原微生物等有害物浓度，减小传播风险。

2.3　空气净化 air purification

通过过滤等手段，对空气进行处理，为房间提供稀释室内病原微生物等有害物的清洁空气。

2.4　冷热末端 heating or cooling terminal

直接设置于房间内，用于控制室内温度、湿度的换热设备，包括风机盘管、散热器、辐射末端、多联机的室内机、分体空调等。

2.5　疫情风险等级 risk level of epidemic

由卫生行政主管部门根据疫情的严重程度所确定的风险等级。一般分为高风险等级、中风险等级、低风险等级。

附 录

3 室内空气环境防疫设计

3.1 建筑及通风空调系统设计，宜遵循正常使用工况和疫情期间使用工况相互兼顾的"平疫结合"设计原则。通风空调系统设计在正常使用工况下应满足相关节能设计标准的要求，实现节能运行；疫情期间能实现快速功能转化，降低传播风险、保障室内空气安全。

3.2 建筑设计应满足疫情期间主要使用功能房间具备利用自然通风的能力；当自然通风受限时，通风空调系统设计应具备增大新风量和（或）加强循环空气过滤、净化等措施的能力。

3.3 居住建筑应通过平面、立面、门窗位置及朝向设计，合理地组织自然通风。户间相对的外窗，其间距不应过小，必要时可通过 CFD 数值模拟计算确定。

3.4 公共建筑设计应适当控制建筑体量、进深，主要使用功能房间应设置可开启外窗，实现良好的自然通风。

3.5 公共建筑空调系统应按使用功能和人员密度的差异分别设置，且能按照需求独立调控。

3.6 采用全空气空调系统的人员密集场所，其新风管道及取风口面积应满足新风量不小于 70% 设计送风量的要求，以满足疫情期间加大新风量运行的需求。

3.7 无可开启外窗的房间采用"冷热末端＋新风"的空调形式时，其新风系统设计宜满足每人所需新风量 $60m^3/(h\cdot人)$ 的使用工况要求，并能在 $30\sim60m^3/(h\cdot人)$ 的运行工况范围内高效运行。

3.8 室外空气取风口应合理设置，避免取风口所吸入的空气受其他污染源的影响。

3.9 通风空调管道系统设计宜采用低阻力输配技术；在室内气流组织设计时，应采用能够保证人员健康、舒适的高效通风气流组织方式。

3.10 集中空调系统及新风系统应合理设置有效的过滤措施，服务多个房间的全空气空调系统，其空调设备选型应为疫情发生时更换或增设高中效以上

附　录

级别过滤器预留技术条件。

  3.11 公共建筑集中排风热回收系统应设置新风、排风旁通管道。

  3.12 公共卫生间应保持负压；使用人次较少的卫生间换气次数不应少于 10 次/h，使用人次较多的卫生间换气次数不宜少于 20 次/h。

  3.13 垃圾收集间及设于建筑内的污水池、隔油池等应进行合理的负压控制，垃圾收集间的排风换气次数不应少于 10 次/h，污水池及隔油池的排风换气次数不宜少于 20 次/h。

  3.14 室内空气环境保障要求较高的场所，可采用新风过滤、空气净化、功能涂料、高效气流组织、压力控制等病原微生物传播阻断技术，保障室内空气安全。

  3.15 公共及居住建筑新风系统、空调系统与卫生间排风系统应调试合格后方可使用，确保送入每个房间的室外空气量和卫生间的排风量满足设计和卫生规范要求。

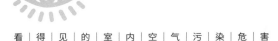

附 录

4 疫情期间室内空气环境防疫应急技术措施

4.1 当疫情发生时，为保障室内空气安全，应加强进入建筑人员的筛查，减少人员接触，加强通风，定期消毒。

4.2 公共建筑应按照卫生行政主管部门公布的疫情风险等级，控制建筑物内的人员密度，且宜在进出口处设置检测人员数量、检测系统：当疫情风险等级为中级时，宜将人员密度控制在日常人员密度的 50% 以下；高风险等级时，宜将人员密度控制在日常人员密度的 20% 以下。

4.3 居住建筑小区及公共建筑的入口，应设置体温测量设备及人员间距要求等提示标志，所有人员符合卫生防疫要求方可进入。

4.4 提倡人员利用楼梯上下行，有外窗的楼梯间应开启外窗。

4.5 居住建筑应加强开窗通风，增加室内空气流通。当空调或供暖运行时也应适度开窗通风，每天开窗通风宜 3 次以上，每次不宜少于 30min。

4.6 应对室外空气取风口的空气安全状况进行排查，若不符合要求，须采取防污染措施。

4.7 空调系统应尽量加大新风量运行，并符合以下要求：

1. 当室外气候适合时，空调系统应采用全新风运行。

2. 全空气系统采用大新风比运行时，应通过加大机械排风或部分门窗保持开启状态，以确保室外空气有效送入。

3. 高疫情风险等级时，负担多个房间的全空气系统宜关闭回风；中疫情风险等级且需要使用回风时，应增设高中效空气过滤器；低疫情风险等级且需要使用回风时，应设置中效空气过滤器。

4. 对"冷热末端＋新风"空调形式，在高疫情风险等级时，新风系统及其对应排风系统的风机宜保持 24h 运行；有外窗房间，使用过程中宜适当保持开窗；无外窗房间，应增设机械通风系统或带高效过滤器的房间空气净化器。

5. 疫情期间暂停空气幕运行。

4.8 人员密集的大空间场所采用独立的全空气空调系统时，空调系统宜将新风量在设计最小新风量的基础上增加 1 倍以上。

附　录

4.9　无供冷／供暖需求时，大进深的空间宜采用复合通风（又称多元通风）方式，即外区采用开启外门、外窗的自然通风方式，内区空调系统采用全新风运行的机械通风模式。

4.10　冬季宜适当提高热源温度，夏季宜适当降低冷源温度，以满足加大新风量后人体可接受的热舒适需求。当现有冷热源不能满足要求时，可增设辅助加热或降温等改善人体热舒适的技术措施。

4.11　采用集中排风热回收的空调、新风系统，应停止转轮热回收装置或存在排风侧向新风侧漏风隐患的其他热回收装置，并使其新风或排风从旁通管通过。

4.12　临近人员活动区的公共地下空间排风口（排风亭）应设置隔离装置，避免人员靠近。

4.13　公共卫生间、垃圾收集间及设于建筑内的污水池、隔油池的排风系统宜 24h 开启，并保持合理的负压控制。

4.14　地下停车场排风系统宜在每天 8：00—20：00 时间段内连续运行。

4.15　在空调系统运行前一周应对空调系统的过滤器、表冷器、风口进行清洗与表面消毒。消毒剂应符合国家卫生要求。

4.16　有条件时，全空气系统可在空调箱的过滤器迎风面增设紫外线消毒装置，对过滤器表面进行消毒处理。为保证人员安全，应确保不发生紫外线泄露。

4.17　人员不经常停留、通风换气不良的清洁间、垃圾间等场所，可适当设置紫外线消毒装置。紫外线消毒装置的开关应设置于房间外，并具有明显的警示标志，人员进入前应关闭消毒装置。

4.18　更换过滤器时，操作人员须做好自我防护，拆除后的过滤器应密封装入安全容器，送至指定场所处理。

4.19　建筑物内一旦出现卫生行政主管部门公布的甲、乙类传染病中呼吸道传播疾病的患者，应按卫生行政主管部门的要求，对通风空调设备和管道表面进行全面消毒，经卫生学评价合格后方可重新启用。

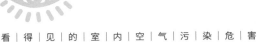

附 录

5 管理规章制度

5.1 建筑管理单位应及时跟踪卫生行政主管部门及政府媒体公布的疫情信息，制定保障室内空气环境安全的应急预案及管理措施。

5.2 建筑管理单位应充分了解通风空调系统的形式和构成，制定相应的运行管理制度、维护保养方案和清洗消毒计划，并配置必要的检测仪表。指定运行管理人员对制冷、制热、空调、通风设备和系统进行定期检查维护并做好运行管理记录，确保其正常运行。

5.3 建筑管理单位应建立和健全运行管理人员培训制度，并建立相关档案；运行管理人员应经过专业培训，合格后方可上岗。

5.4 疫情期间通风空调系统除正常运行管理记录外，还应记录系统设施、设备等关键部位的清洗消毒工作，应急预案及管理措施的实施情况，紧急事件的处理和结果等；运行记录应填写详细、准确、清楚，且应有填写人签名和管理人审核。

5.5 运行管理宜采用数字化管理手段，提高管理效率，实现信息共享。

附 录

引用标准名录

《民用建筑供暖通风与空气调节设计规范》GB 50736

《公共建筑节能设计标准》GB 50189

《民用建筑设计统一标准》GB 50352

《住宅设计规范》GB 50096

《空调通风系统运行管理标准》GB 50365

《空气 - 空气能量回收装置》GB/T 21087

《公共场所集中空调通风系统清洗消毒规范》WS/T 396

《新型冠状病毒感染的肺炎传染病应急医疗设施设计标准》T/CECS 661

《办公建筑应对"新型冠状病毒"运行管理应急措施指南》T/ASC 08

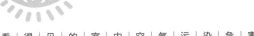

参考文献

[1] 赵树进. 新传染病流行的复杂因素分析 [J]. 广东医学, 2003, 24(12): 1369-1371.

[2] 中国科协. 传染病病原快速鉴定与溯源新技术的探索与挑战 [M]. 北京: 中国科学技术出版社, 2013.

[3] 高萍, 陈伏生, 李云, 等. 武警基层部队预防呼吸道传染病健康促进策略[J]. 武警后勤学院学报（医学版）, 2015, 24（10）: 834-836.

[4] 顾正义. 药理学学习指导 [M]. 北京: 人民卫生出版社, 2004.

[5] 姚佐健. 呼吸道传染病的特点与预防控制措施分析 [J]. 中国卫生产业, 2015, 12（5）: 158-159.

[6] 李玉国, 程盼, 钱华. 新型冠状病毒的主要传播途径及其对室内环境设计的影响 [J]. 科学通报, 2021, 66（4-5）: 417-423.

[7] 中华人民共和国国家卫生和计划生育委员会. 经空气传播疾病医院感染预防与控制规范: WS/T 511—2016 [S]. 北京: 中国标准出版社, 2017.

[8] 司马屹杰, 宋安琪. 湖北举行新型冠状病毒感染的肺炎疫情防控工作新闻发布会第十三场 [EB/OL]. (2020-02-03) [2020-07-11]. http://www.scio.gov.cn/xwfbh/gssxwfbh/xwfbh/hubei/Document/1672734/1672734.htm.

[9] 中华人民共和国国家卫生健康委员会, 中华人民共和国国家中医药局办公室. 流行性感冒诊疗方案（2019 年版修订版）[EB/OL].(2019-11-13) [2020-11-03].http://www.nhc.gov.cn/yzygj/s7653p/201911/a577415af4e5449cb30ecc6511e369c7.shtml.

[10] 董春, 潘华, 苏静秋, 等. 483 例水痘患者流行特征分析 [J]. 中国中西医结合皮肤性病学杂志, 2018, 17（6）: 497-499.

[11] 李燕, 马静, 殷大鹏. 风疹疫苗: 世界卫生组织立场文件 [J]. 中国疫苗和免疫, 2011, 17（6）: 565-568.

[12] 李军宏, 李艺星, 尹遵栋, 等. 中国 2008—2013 年 C 群流行性脑脊髓膜炎流行病学及临床特征分析 [J]. 中国疫苗和免疫, 2015, 21（2）: 168-172.

[13] 杨爽. 浅谈流行性腮腺炎及其合并症的护理[J]. 世界最新医学信息文摘, 2017, 17（6）: 223-224.

[14] 中华医学会结核病分会. 肺结核诊断和治疗指南 [J]. 中华结核和呼吸杂志, 2001, 24（2）: 5-9.

[15] 李有军. 呼吸道传染病预防与控制分析 [J]. 大家健康（学术版）,

参考文献

2016，10（13）：20-21.

[16] 赵利民．探讨传染病患者护理中常见风险事件及注意事项 [J]．临床医药文献电子杂志，2016，3(44)：8791-8792.

[17] 杨杰．某战区 2006—2010 年麻疹发病情况分析 [J]．实用医药杂志，2012，29（7）：638-639.

[18] 田生科．呼吸道传染病的特点及预防与控制 [J]．中国社区医师（医学专业），2012，14（34）：13-15.

[19] 第一读者．新冠病毒肺炎与感冒、流感分不清？你想知道的全在这里了 [EB/OL]．（2020-01-28）[2020-07-11]．https://www.sohu.com/a/369276690_120044822

[20] 何叶艳，郑婵颖．三种人类高致病性冠状病毒的增殖和传播机制研究进展 [J]．浙江大学学报（医学版），2020，49（3）：324-339.

[21] 吕鹏，李登峰，刘刚．冠状病毒的致炎机制研究进展及疫苗研发特点 [J]．厦门大学学报（自然科学版），2020，59（3）：347-353.

[22] 蔡友德，何前松，胡斐然，等．新型冠状病毒肺炎流行病学概述 [J]．贵州中医药大学学报，2020，42（3）：47-51.

[23] 亓慧娟，刘伟，王春燕，等．呼吸系统传染性疾病的临床治疗及防治研究进展 [J]．中国老年学杂志，2013，33（17）：4382-4383.

[24] 赵艾君，袁群芳，谢鹏．丙酸氟替卡松治疗过敏性鼻炎疗效及对患者免疫力的影响 [J]．安徽医药，2013，17（12）：2142-2143.

[25] 刘新超，郭洁，陈婷，等．儿童呼吸系统疾病与气象要素的关系及其预测 [J]．高原山地气象研究，2015，35（1）：92-96.

[26] 黄虞远，张思慧，周娟，等．新型冠状病毒在环境中的存活潜力和感染风险 [J]．疾病监测，2021，36（1）：16-22.

[27] 孙娜，黄昱，章如新．新型冠状病毒的存活和传播特点及在耳鼻咽喉科诊区防护的意义 [J]．中国眼耳鼻喉科杂志，2020，20（3）：258-260.

[28] 周岚．探讨呼吸道传染病的传播特点与预防控制措施分析 [J]．中国保健营养，2019，29（20）：315.

[29] 世界卫生组织．问答：2019 新型冠状病毒（COVID-19）肺炎是如何传播的？[EB/OL]．（2020-07-09）[2020-07-15]．https://www.who.int/zh/emergencies/diseases/novel-coronavirus-2019/question-and-answers-hub/q-a-detail/q-a-how-is-covid-19-transmitted.

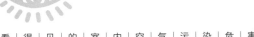

参考文献

[30] 郭红波.苏州地区儿童急性呼吸道感染病原学与气候相关性探讨［D］.
苏州：苏州大学，2010.

[31] 林健燕，郭泽强.气候变化对传染病发生的影响［J］.疾病监测与控制，
2013（7）：414-416.

[32] 中华人民共和国国家卫生健康委员会.新型冠状病毒肺炎诊疗方案（试
行第六版）［EB/OL］.（2020-02-18）［2020-07-11］.http：//www.gov.
cn/zhengce/zhengceku/2020-02/19/content_5480948.htm.

[33] 李玉莲，蔡益民.新发呼吸道传染病流行特点及应对策略［J］.重庆医学，
2020，49（15）：2455-2458.

[34] 李丽.呼吸道传染病的主要特点及预防控制办法［J］.现代医学与健康
研究电子杂志，2018，2（13）：140.

[35] 高洪敏.常见呼吸道传染病的流行特点与防护措施［J］.职业与健康，
2009（24）：2819-2821.

[36] 高乃平，牛建磊，Lidia.人体呼出气溶胶在封闭环境中的分布特性［J］.
东南大学学报：（英文版），2010，26（2）：232-237.

[37] 孙帆，钱华，叶瑾，等.南京市校园室内空气微生物特征［J］.中国环
境科学，2019，39（12）：4982-4988.

[38] 姚文冲，楼秀芹，方治国，等.南方典型旅游城市空气微生物粒径分布
特征［J］.中国环境科学，2016，36（10）：2938-2943.

[39] 杜喆华.室内空气中微生物时空分布特性研究［J］.洁净与空调技术，
2012（2）：21-24.

[40] 肖新云，赵先平，王永华，等.空气中微生物的分布规律研究［J］.中
国微生态学杂志，2015，27（4）：406-408.

[41] 郑云昊，李菁，陈灏轩，等.生物气溶胶的昨天、今天和明天［J］.科
学通报，2018，63（10）：878-894.

[42] 吴金贵，庄祖嘉，钮春瑾，等.室内环境因素对儿童青少年呼吸道疾病
影响的横断面研究［J］.中国预防医学杂志，2010，11（5）：450-454.

[43] 胡弯，解晓健，廖梅，等.南京某高校宿舍环境与学生呼吸道疾病及其
症状的关系［J］.中国学校卫生，2014，35（8）：1269-1271.

[44] 王芃远，郑慧研，谷亦范.室内空气品质现状及影响因素分析［J］.能
源与环保，2020，42（3）：8-12.

参考文献

[45] 涂光备，陈红兵，陈雪芬，等.传染性疾病的预防与控制工程措施 [J].洁净与空调技术，2004（2）：38-43.

[46] 王廷路，付红蕾，李彦鹏，等.气流组织形式对室内微生物气溶胶的影响 [J].环境工程学报，2016，10（6）：3084-3090.

[47] 王德铭.环境介质中病毒生态的研究 [J].应用生态学报，1990（3）：277-286.

[48] 于涛.传染病来了该如何保护自己 [J].生命与灾害，2017（4）：30-31.

[49] 周晶，赵倩，张旭.室内空气可吸入颗粒物的高层分散效应分析 [J].科技资讯，2017，15（34）：253-254.

[50] 李海英，周叶，邓启红.热与污染物在不同建筑楼层间的传输行为与分布特性 [J].中南大学学报（自然科学版），2013，44（12）：5125-5132.

[51] 丁真真.室内空气污染问题及控制 [J].林业劳动安全，2005（4）：40-42.

[52] 王巧宁.住宅室内通风换气与设计影响因素分析 [J].居舍，2019（17）：20.

[53] 广州日报.世卫组织：无证据显示宠物会感染新型冠状病毒 [EB/OL].（2020-01-30）[2021-03-07].https://baijiahao.baidu.com/s?id=1657136099656956089&wfr=spider&for=pc.

[54] 左晶晶，习洋，朱汶轩，等.烟草烟雾暴露与上呼吸道炎性疾病的研究进展 [J].临床耳鼻咽喉头颈外科杂志，2019，33（10）：1003-1008.

[55] 宋宏，余德新.环境空气污染与人群健康 [J].中国公共卫生，1997，13（4）：55-56.

[56] 宋广生.厨房有害气体的合理排放 [J].防灾博览，2004（4）：42.

[57] 王园宇.粉尘环境中的图像恢复研究 [D].太原：太原理工大学，2011.

[58] 司鹏飞，樊越胜，赵向伟，等.甲流病毒颗粒物在空气中传播的气溶胶分析——以西安某高校为例 [C]// 中国制冷学会.全国暖通空调制冷2010年学术年会论文集.北京：建筑科学杂志社，2010.

[59] 郭明月，许鹏，肖桐，等.应对新型冠状病毒国内外暖通相关指南对比 [J/OL].暖通空调，2020，50（11）：13-20.[2020-08-30].http://kns.cnki.net/kcms/detail/11.2832.TU.20200611.1600.004.html.

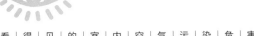

参考文献

［60］顾春雷.关于室内环境检测污染物的来源及防治对策［J］.科技资讯，
2015，17（1）：120.

［61］王立鑫，赵彬，刘聪，等.中国室内 SVOC 污染问题评述［J］.科学通报，
2010，55（11）：967-977.

［62］WELLS W F.On airborne infection study Ⅱ.Droplets and droplet nuclei［J］.
American Journal of Hygiene，1934，20（3）：619-627.

［63］QIAN H.Ventilation for airborne infection in hospital environment［J］.
Biochimica et Biophysica Acta，2007，13（3）：116-123.

［64］QIAN H，LI Y G，SETO W H，et al.Natural ventilation for reducing
airborne infection in hospitals［J］.Building and Environment，2010，45（3）：
559-565.

［65］WANG J，QIAN H，ZHANG X S.Influence of environmental conditions
on airborne infection risk in ward［J］.Journal of Southeast University：
English Edition，2010，26（2）：266-269.

［66］中华人民共和国国家卫生健康委员会.不同人群预防新型冠状病毒感染
口罩选择与使用技术指引［EB/OL］.(2020-02-04)［2021-02-24］http://
www.nhc.gov.cn/jkj/s7916/202002/485e5bd019924087a5614c4f1db135a2.
shtml.

［67］防控口罩如何保存、清洗？国家卫健委发布口罩选择和使用技术指引［J］.
计量与测试技术，2020，47（2）：108-110.

［68］中华人民共和国国家卫生健康委办公厅.新型冠状病毒感染的肺炎防控
中居家隔离医学观察感染防控指引［EB/OL］.(2020-02-05)［2021-03-07］.
http://www.nhc.gov.cn/yzygj/s7659/202002/cf80b05048584f8da9b4a54871c
44b26.shtml.

［69］国务院应对新冠肺炎疫情联防联控机制综合组.关于印发公众科学戴口
罩指引（修订版）和夏季空调运行管理与使用指引（修订版）的通知［EB/
OL］.(2020-05-21)［2020-07-11］.http://www.nhc.gov.cn/jkj/s5898bm/
202005/2d89c552f9804f39bb4f44a9d826b2cd.shtml.

［70］国务院应对新型冠状病毒肺炎疫情联防联控机制综合组.关于印发低风
险地区夏季重点场所重点单位重点人群新冠肺炎疫情常态化防控相关
防护指南（修订版）的通知［EB/OL］.(2020-06-17)［2020-09-11］.

参考文献

http://www.nhc.gov.cn/jkj/s7934td/202006/a6bad7182ddd4a5dba99026d746
cb462.shtml.

[71] 中华人民共和国国家卫生健康委员会.关于印发新型冠状病毒肺炎诊疗方案（试行第八版）的通知［EB/OL］.（2020-08-18）［2020-08-23］.http：//www.nhc.gov.cn/xcs/zhengcwj/202008/0a7bdf12bd4b46e5bd28ca7f9a7f5e5a.shtml.

[72] 民政部办公厅，中央网信办秘书局，国家卫生健康委办公厅.《国家卫生健康委办公厅关于做好新型冠状病毒肺炎出院患者跟踪随访工作的通知》［EB/OL］.（2020-03-02）［2021-02-24］.http://www.nhc.gov.cn/xcs/zhengcwj/202002/0572eef930d5441c96181c44a1fca878.shtml.

[73] 王鹏，叶丹，郑则广.口罩在预防新型冠状病毒感染中的作用及其选择与使用［J］.广东医学，2020，41（9）：865-868.

[74] 陈凤翔，翟丽莎，刘可帅，等.防护口罩研究进展及其发展趋势［J］.西安工程大学学报，2020，34（2）：1-12.

[75] 中华人民共和国国家卫生健康委办公厅，国家中医药管理局办公室.流行性感冒诊疗方案（2018年版修订版）［EB/OL］.（2018-11-19）［2020-07-07］.http://www.nhc.gov.cn/yzygj/s7653/201811/ddcb7962b5bc40fa8021009b8f72e8a7.shtml.

[76] 中华人民共和国国家卫生健康委办公厅，国家中医药管理局办公室.关于印发流行性感冒诊疗方案（2020年版）的通知［EB/OL］.（2020-10-27）［2020-07-11］.http://www.nhc.gov.cn/yzygj/s7653p/202011/a943c67d55c74e589d23c81d65b5e221.shtml.

[77] 中华人民共和国国家卫生健康委办公厅.关于印发新型冠状病毒肺炎诊疗方案（试行第七版）的通知［EB/OL］.（2020-03-04）［2020-07-11］.http://www.nhc.gov.cn/yzygj/s7653p/202003/46c9294a7dfe4cef80dc7f5912eb1989.shtml.

[78] 国务院应对新型冠状病毒肺炎疫情联防联控机制综合组.关于印发新冠肺炎流行期间办公场所和公共场所空调通风系统运行管理指南的通知［EB/OL］.（2020-02-12）［2020-07-11］.http://www.nhc.gov.cn/jkj/s3577/202002/60b58b253bad4a17b960a988aae5ed92.shtml.

[79] 王力红，赵霞，张京利，等.医用口罩的正确选择与使用［J］.中华医院感染学杂志，2011，21（18）：3908-3909.

参考文献

[80] 张丽.医务人员院内呼吸道病毒感染与应用一次性口罩的相关性研究[J].
护理实践与研究，2017，14（22）：118-119.

[81] 葛冬琦，石建英.从化学视角浅谈医用口罩的重复利用 [J].大学化学，
2020，36：1-6.

[82] 宋瑞芳.病毒性感冒的传染控制方法分析 [J].疾病防控，2013，20（17）：
149-150.

[83] 世界卫生组织.关于 COVID-19 与口罩的问答？[EB/OL].（2020-06-
07）[2020-07-24].https：//www.who.int/zh/emergencies/diseases/novel-
coronavirus-2019/question-and-answers-hub/q-a-detail/q-a-on-covid-19-and-
masks.

[84] 章重洋.置换通风房间中人体呼出污染物扩散规律和人员暴露研究 [D].
南京：东南大学，2018.

[85] 邓京.试析自然通风在绿色建筑中的应用 [J].中国住宅设施，2020（5）：
11-12.

[86] 卢桂存，卢宝珍，孟瑞芳.实施环节管理提高门诊输液室医院感染管理
质量 [J].中华医院感染学杂志，2013，23（5）：1122-1123，1131.

[87] 钱华，郑晓红，张学军.呼吸道传染病空气传播的感染概率的预测模型
[J].东南大学学报（自然科学版），2012，42（3）：468-472.

[88] 芊芊.正确的开窗通风方式 [J].安全与健康，2020（4）：55.

[89] 张玉贞，钟玉霞，张玉莲.室内自然对流通风对空气细菌数量的影响 [J].
现代医院，2008（3）：121-122.

[90] 江亿，薛志峰，彦启森.防治"非典"时期空调系统的应急措施 [J].
暖通空调，2003（3）：143-145.

[91] 上海市疾病预防控制中心.上海市新型冠状病毒感染的肺炎疫情防控
集中空调通风系统使用要求 [R/OL].（2020-02-04）[2020-07-11].
http：//www.yunzhan365.com/78193854.html.

[92] 上海市疾病预防控制中心.上海市新型冠状病毒感染的肺炎疫情防控
期间集中空调通风系统使用的补充要求 [EB/OL].（2020-02-06）
[2020-07-11].https：//www.yunzhan365.com/50366161.html.

[93] 周琦.自然通风病房内通风对呼吸道传染病传播影响的研究 [D].南京：
东南大学，2016.

参考文献

[94] 高丽君.不同消毒技术对空气消毒效果及其影响因素的研究进展 [J].安徽预防医学杂志，2013，19（5）：372-374.

[95] 高月琴.病室内空气消毒方法的选择 [J].宁夏医学杂志，2004，26（11）：739-740.

[96] 杨翠芳，何昕，李爱军，等.空气消毒有效时间的探讨 [J].中国预防医学杂志，2007，8（3）：295-296.

[97] 饶小丹.家居装修中通风问题探析 [J].家具与室内装饰，2005（10）：36-37.

[98] 吕凡，郝丽萍，章骅，等.病毒在环境卫生作业环境中的存活潜力及感染风险防控探讨 [J].环境卫生工程，2020，28（11）：1-9.

[99] 全国家用电器标准化技术委员会.空气净化器：GB/T 18801-2015 [S].北京：中华人民共和国国家质量监督检验检疫总局，2015.

[100] 中华人民共和国国家卫生和计划生育委员会.公共场所集中空调通风系统清洗消毒规范：WS/T 396—2012.[S].北京：中国标准出版社，2013.

[101] 中华人民共和国国家质量监督检验检疫总局.医院卫生消毒标准：GB 15982-2012 [S].北京：中国标准出版社，2012.

[102] 陈泰尧，沈伟，何静芳，等.空气净化器除菌效果评价 [C] // 中华预防医学会消毒分会.中华预防医学会消毒分会学术年会论文汇编.青岛：中国消毒学杂志出版社，2010.

[103] 李军.空气净化器不能作为"消毒器"[J].大众用电，2020，35(3)：50.

[104] 丁培，丁珵，王友斌，等.两种家用空气净化器的消毒效果评价 [J].环境卫生学杂志，2015，5（2）：154-156.

[105] 倪菲菲，谢平凡，李金炜，等.绿色植物对室内空气污染的净化作用 [J].中国农学学报，2017，33（4）：91-97.

[106] 郭云枝，李晓锋，张寅平，等.空气净化器摆放位置对室内 VOCs 浓度场的影响 [C] // 中国制冷学会.全国暖通空调制冷 2002 年学术年会论文集.北京：中国建筑工业出版社，2002.

[107] 张言，杨宏伟，王娟.一种空气净化器在真实室内环境中的空气净化效果研究 [J].绿色科技，2016（24）：77-80.

[108] 张超英，鲁晓晴，滕洪松.食醋杀灭细菌的性能及效果观察 [J].齐鲁医学杂志，2007（3）：196-198.

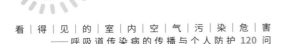

参考文献

[109] 付红艺,金红,余显书,等.食醋替代乳酸行物体表面消毒的实验研究[J].实用护理杂志,2003,19(8):45-46.

[110] 姚楚水,杨燕,丁兰英,等.超声波加湿器内水中自然菌生长情况及其对空气污染的研究[J].中国消毒学杂志,2005(4):442-444.

[111] 付晓辛,王新明,BERNARD F.空气清新剂中挥发性有机物的组成及其对室内空气质量的潜在影响[J].环境化学,2012,31(2):243-248.

[112] 肖里.空气清新剂真能清新空气吗?[J].化工管理,2012(9):102-103.

[113] 黄翔,贺红霞,褚俊杰.干燥地区传染病医院的空调设计与应用[J].纺织高校基础科学学报,2020,33(1):7-14.

[114] 李春辉,黄勋,蔡虻,等.新冠肺炎疫情期间医疗机构不同区域工作岗位个人防护专家共识[J].中国感染控制杂志,2020,19(3):199-213.

[115] WALKER P J, SIDDELL S G, LEFKOWITZ E J, et al.Changes to virus taxonomy and the International Code of Virus Classification and Nomenclature ratified by the International Committee on Taxonomy of Viruses(2019)[J].Archives of Virology,2019,164(9):2417-2429.

[116] 郭军.严格疫情防控 有序复工复产[N].陕西日报,2020-09-22(2).

[117] 安安科普.普通老百姓到底要不要戴护目镜?[EB/OL].(2020-02-28)[2020-07-11].https://baijiahao.baidu.com/s?id=1659741125901288402&wfr=spider&for=pc

[118] 张炳荣,赵丰泽.我国公共车辆卫生状况与对策[J].城市车辆,2009(6):24-26.

[119] 施红生.国内重大传染病疫情铁路交通防控模式效率评估[J].铁路节能环保与安全卫生,2013,3(1):32-38.

[120] 陈奕,王爱红,易波,等.宁波市新型冠状病毒肺炎密切接触者感染流行病学特征分析[J].中华流行病学杂志,2020(5):667-671.

[121] 谢军,林宝丽,张清华,等.新型冠状病毒肺炎期间医院防控中分级消杀的探讨[J].东南国防医药,2020,22(3):310-312.

参考文献

[122] 国务院应对新型冠状病毒感染的肺炎疫情联防联控机制综合组.关于印发公共场所新型冠状病毒感染的肺炎卫生防护指南的通知［EB/OL］.（2020-01-30）［2021-02-24］.http://www.gov.cn/xinwen/2020/01/31/content_5473402.htm.

[123] 赵江萍，陈海龙，张庆芬.氧化电位水与过氧乙酸对隔离病房空气消毒效果比较［J］.医疗卫生装备，2004（6）：190.

[124] 刘昌伟.喷洒酒精图省事？家居消毒有讲究［N］.健康报，2020-02-22(4).

[125] 国务院应对新型冠状病毒感染的肺炎疫情联防联控机制综合组.关于印发公共交通工具消毒操作技术指南的通知［EB/OL］.（2020-1-29）［2020-7-30］.http://www.nhc.gov.cn/xcs/zhengcwj/202001/2152d180f15540039ccd3c79d660c230.shtml.

[126] 国务院应对新型冠状病毒感染肺炎疫情联防联控机制综合组.新冠肺炎出院患者复诊复检工作方案（试行）［EB/OL］.（2020-04-06）［2021-03-07］.http://www.gov.cn/zhengce/content/2020/04/08/content_5500372.htm

[127] 白建，郑东春，任清明，等.新型冠状病毒肺炎的流行病学特征与卫生防疫消毒方法［J］.中华卫生杀虫药械，2020，26（1）：87-91.

[128] 中华人民共和国住房和城乡建设部.城市公共厕所设计标准：CJJ 14—2016［S］.北京：中国建筑工业出版社，2016.

[129] 魏秋华，任哲.2019新型冠状病毒感染的肺炎疫源地消毒措施［J］.中国消毒学杂志，2020，37（1）：59-62.

[130] 张锦荣，黄清臻，李国英，等.呼吸道传染病与室内空气消毒方法［J］.医学动物防制，2010，26（9）：879-880.

[131] 中华人民共和国国家卫生健康委员会.新冠肺炎疫情期间公共交通工具消毒与个人防护技术要求［EB/OL］.（2020-07-20）［2021-03-07］.http://www.nhc.gov.cn/wjw/pgw/202007/fd47523a700d4770baf92ca264cb5ec5.shtml.

[132] 戎向阳，刘希臣.交通建筑中新型冠状病毒的空气传播风险与室内环境控制策略［J］.暖通空调，2020，50（6）：2-18，65.

[133] 李明，张丽萍，刘丽娟，等.新型冠状病毒在人体不同生物样本中的分布研究进展［J］.中国国境卫生检疫杂志，2020，43（5）：372-376.

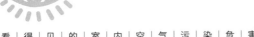

参考文献

[134] 王华.空气净化消毒技术及产品的应用研究［J］.科技资讯，2017，15（3）：94-96.

[135] 刘洋，谢珊珊，杨凯，等.空气微生物气溶胶检测与空气消毒技术研究进展［J］.职业与健康，2017，33（10）：1422-1426.

[136] 杨振洲.新型冠状病毒气溶胶医院内潜在感染风险及预防措施［J］.中国医药，2020，15（6）：812-815.

[137] HUA Q，ZHANG C Y，ZHENG X H.The function of aerosols in transmitting and infecting of respiratory infectious diseases and its risk prediction［J］.Chinese Science Bulletin，2018，63（10）：931-939.

[138] COOK，G C.Early use of "open-air" treatment for "pulmonary phthisis" at the Dreadnought Hospital，Greenwich，1900—1905［J］.Postgraduate Medical Journal，1999，75（884）：326-327.

[139] JOHNSON D L，LYNCH R A，MARSHALL C E，et al.Aerosol generation by modern flush toilets.［J］.Aerosol Science and Technology，2013，47（9）：1047-1057.

[140] 李六亿，姚希.《经空气传播疾病医院感染预防与控制规范》释义［J］.中华医院感染学杂志，2017，27（16）：3608-3611.

[141] 江苏省市场监督管理局.新型冠状病毒肺炎疫情防控居家隔离技术规范：DB32/T 3763—2020［S］.南京：南京医科大学学报（社会科学版），2020，20（2）：201-204.

[142] WANG L F，HUANG X Y，SUNDELL JAN，et al.Impact of home humidifier on children's eczema［J］.Science Bulletin，2016，61（15）：1721-1727.

[143] KOHJI M，AYA O，FUMIO K，et al.Feasibility of viral dust infection via air movement and dispersion of dried viral particles from the floor［J］.Journal of Medical Virology，2017，89（5）：931-935.

[144] 孙惠华.空气洁净技术在手术室的应用及管理［J］.护理研究，2006，20（30）：2800-2802.

[145] 龙深广.呼吸道传染病预防控制策略分析［J］.基层医学论坛，2015，19（5）：696.

参考文献

[146] 世界卫生组织.2019新型冠状病毒（COVID-19）肺炎专题问答［EB/OL］.（2020-04-17）［2020-07-15］.https：//www.who.int/zh/emergencies/diseases/novel-coronavirus-2019/question-and-answers-hub/q-a-detail/q-a-coronaviruses.

[147] 周静，郎楠，袁媛，等.新型冠状病毒肺炎疫情呼吸防护及对策建议［J］.职业卫生与应急救援，2020，38（2）：116-119.

[148] 胡及惠.负压隔离病房的隔离通风分析与设计［J］.福建建筑，2011（1）：89-92.

[149] 中华人民共和国住房和城乡建设部办公厅.公共及居住建筑室内空气环境防疫设计与安全保障指南（试行）［S］.北京，2020.

[150] 中华人民共和国住房和城乡建设部.民用建筑供暖通风与空气调节设计规范：GB 50736—2012［S］.北京：中国建筑工业出版社，2012.

[151] 中华人民共和国住房和城乡建设部.公共建筑节能设计标准：GB 50189—2015［S］.北京：中国建筑工业出版社，2015.

[152] 中华人民共和国住房和城乡建设部.住宅设计规范：GB 50096—2011［S］.北京：中国计划出版社，2011.

[153] 中华人民共和国住房和城乡建设部.民用建筑设计统一标准：GB 50352—2019［S］.北京：中国建筑工业出版社，2019.

[154] 湖南省制冷学会.春节上班后应对新冠肺炎疫情安全使用空调（供暖）的建议［EB/OL］.（2020-02-03）［2020-07-11］.http：//www.hnszlxh.com/?p=23&a=view&r=622.

[155] GAO R，LIU K，LI A G，et al.Study of the shape optimization of a tee guide vane in a ventilation and air-conditioning duct［J］.Building & Environment，2018，132（3）：345-356.

[156] GAO R，LIU K，LI A，et al.Biomimetic duct tee for reducing the local resistance of a ventilation and air-conditioning system［J］.Building and Environment，2018，129（2）：130-141.

[157] GAO R，Fang Z Y，LI A，et al.A novel low-resistance tee of ventilation and air conditioning duct based on energy dissipation control［J］.Applied thermal engineering design processes equipment economics，2018，132（3）：790-800.

[158] LI A G.Extended coanda effect and attachment ventilation［J］.Indoor and Built Environment，2019，28（4）：437-442.

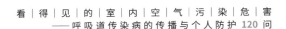

参考文献

[159] LI A G，YIN H G，WANG G D.Experimental investigation of air distribution in the occupied zones of air curtain ventilated enclosure［J］. International Journal of Ventilation，2012，11（2）：171-182.

[160] YIN H G，LI A G.Airflow characteristics by air curtain jets in full-scale room［J］.Journal of Central South University of Technology，2012，19（3）：675-681.

[161] LI A G，YIN H G，ZHANG W D.A novel air distribution method-principles of air curtain ventilation［J］.International Journal of Ventilation，2012，10（3）：383-390.

[162] 中华人民共和国住房和城乡建设部.旅馆建筑设计规范：JGJ 62—2014［S］.北京：中国建筑工业出版社，2014.

[163] 国务院应对新型冠状病毒肺炎联防联控机制综合组.关于印发《重点场所重点单位重点人群新冠肺炎疫情防控技术方案》的通知［EB/OL］.（2020-04-08）［2020-07-11］.http：//www.gov.cn/zhengce/2020-04/09/content_5500694.htm.

[164] 中华人民共和国国家卫生健康委员会.关于发布《新冠肺炎疫情期间医学观察和救治临时特殊场所卫生防护技术要求》等6项卫生行业标准的通知［EB/OL］.（2020-07-20）［2020-07-29］.http：//www.nhc.gov.cn/fzs/s7852d/202007/992a8d0b6c754e0db3df7458d604962e.shtml.

[165] 中华人民共和国住房和城乡建设部.传染病医院建筑设计规范：GB 50849—2014［S］.北京：中国计划出版社，2014.

[166] 中国工程建设标准化协会.新型冠状病毒感染的肺炎传染病应急医疗设施设计标准：T/CECS 661—2020［S］.北京：中国计划出版社，2020.

[167] 李安桂，张莹，韩欧，等.隔离病房的环境保障与气流组织有效性［J］.暖通空调，2020，50（6）：26-34.

[168] 中华人民共和国住房和城乡建设部.空调通风系统运行管理标准：GB 50365—2019［S］.北京：中国建筑工业出版社，2019.

[169] 中国建筑学会.办公建筑应对"新型冠状病毒"运行管理应急措施指南：T/ASC 08—2020［S］.北京，2020.